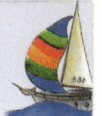

Kerstin Illenseer

Trotzdem!

Walken, Reiten, Radfahren –
trotz Chemo und Bestrahlung

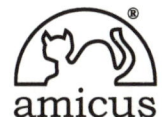

Nachdruck oder jede Veröffentlichung, auch auszugsweise, nur mit ausdrücklicher Genehmigung und Quellenangabe.

Die Deutsche Bibliothek – CIP-Einheitsaufnahme – verzeichnet diese Publikation in der Deutschen Nationalbibliografie.
Im Internet abrufbar unter: http://dnb.ddb.de

Alle Namen, bis auf die meiner eigenen Familie, wurden geändert. Ähnlichkeiten sind rein zufällig.

Autorin: Kerstin Illenseer, www.trotzdem-aktiv.de
Fotos:　Hutch Photo Company Hermann Sabel
　　　　www.hutch-photo.de,
　　　　Horst Hennebeil
Cover:　Kerstin Illenseer

© amicus 2008
Alle Rechte vorbehalten
1. Auflage 2008 by amicus
www.amicus-verlag.de

Satz: www.*DTPMEDIA*.de Mathias Gawlich
Druck und buchbinderische Verarbeitung:
Bookstation GmbH
Printed in Germany

ISBN 978-3-939465-50-8

Danksagung

Eigentlich erscheint es mir unmöglich, das auszudrücken, was ich an dieser Stelle sagen möchte.

Ich danke all denen, die mich während meiner Krankheit, jeder auf seine ganz eigene Art, so wirkungsvoll unterstützt haben. Dies waren Freunde und Bekannte, Arbeitskollegen, Verwandte, die freundlichen Mitarbeiter meiner Krankenkasse, der Securvita BKK, sowie viele nette ÄrztInnen, Krankenschwestern und -pfleger. Jeder Anruf, jeder Besuch, jedes gemeinsame Lachen und jede Frage nach meinem Befinden haben mir einen Schritt weiter geholfen. Die Anteilnahme und Unterstützung endete aber nicht mit meinem Wiedereintritt in einen normalen Alltag, sondern ist auch heute immer wieder für mich spürbar. Gerade jetzt, bei der Umsetzung meines Buchprojektes, werde ich erneut mit reichlich guten Ideen unterstützt. Sehr erfreut nehme ich zur Kenntnis, dass sich in die Reihe der altbewährten Helfer immer wieder neue einreihen und alle genau zu wissen scheinen, wann sie gebraucht werden.

Danke!

Ich wünsche allen Krebspatienten, dass sie aus ihrem Umfeld eine ähnlich gute Unterstützung erhalten.

Vorwort

Wir sind eine total normale Familie, Vater, Mutter, Tochter, Sohn, eine Katze, zwei Kaninchen, zwanzig Fische. In einem kleinen Westerwalddorf haben wir uns ein gemütliches Häuschen gebaut, in dem wir uns sehr wohl fühlen. Die Kinder steigen jeden Tag mehr oder weniger motiviert in den Bus, um zur Schule, der Vater in seinen knallgelben Twingo, um zur Arbeit zu fahren. Ich spiele die Rolle der berufstätigen Mutter, normalerweise. Als Masseurin arbeite ich in einer Praxis für physikalische Therapie, die in einem gut besuchten Wellness-Hotel untergebracht ist, normalerweise. Drei Mal pro Woche und oft auch an den Wochenenden behandle ich dort Patienten und Hotelgäste mit Massagen, Lymphdrainagen, Fußreflexzonentherapie usw., normalerweise. In meiner Freizeit gehe ich gerne nordic walken, Badminton spielen mit der Familie und reiten, normalerweise.

Die Kinder steigen nach wie vor in den Bus zur Schule und der Vater in den Twingo zur Arbeit, nur ich, ich bleibe zu Hause, deshalb. Mein Tagesablauf ist plötzlich ein ganz anderer, deshalb. Manchmal verbringe ich meine Tage müde und schlapp auf der Couch, deshalb. Mein Leben und meine Einstellung dazu haben sich deutlich verändert, deshalb. Weshalb?

Ich habe Krebs, Brustkrebs!

Plötzlich ist er da, ohne sich anzumelden, ohne zu fragen, ob ich ihn haben will. Er reißt mich aus dem Alltag und wirft mich hinein in einen Strudel aus Gedanken über Leben und Tod, Krankheit und Gesundheit, Wichtigkeiten und Nichtigkeiten. Manchmal geht es mir schlecht, meistens aber gut, trotzdem. Meine viele freie Zeit genieße ich in vollen Zügen, trotzdem. Ich gehe nordic walken, Badminton spielen und reiten, trotzdem. Die ganze Zeit meiner Krankheit, all meine Gedanken, alle Hochs und Tiefs, die grauen Wolken und den blauen Himmel habe ich in diesem Buch festgehalten, ganz ehrlich, nicht grauer und nicht blauer.

Montag, 28. Juni 2004

Es ist abends gegen 22.00 Uhr. Die Kinder schlafen, Volker und ich sitzen uns, in ein Gespräch vertieft, am Küchentisch gegenüber. Meine kalten Hände habe ich unter die Arme geschoben, um sie zu wärmen. Da fühle ich plötzlich einen harten, verschiebaren Knubbel in der linken Achselhöhle. „Da ist ein Knubbel", unterbreche ich Volkers Satz. Er schaut mich irritiert an: „Was?" „Da ist ein Knubbel hier in meiner linken Achselhöhle. Rechts ist keiner, fühl doch mal", fordere ich ihn auf. Volker fühlt ihn auch. „Was kann das denn sein?", fragt er und schaut etwas bedrückt. Wir wissen beide was es sein könnte, aber keiner mag es aussprechen. Vor drei Wochen war ich bei der Krebsvorsorge. Da war noch kein Knubbel da. Morgen früh werde ich direkt zu meiner Frauenärztin gehen.

Im Bad stelle ich mich vor den Spiegel, taste beide Brüste ab. Da ist sonst nichts, nur dieser eine Knubbel. Was kann das sein, wenn kein Tumor? Mir fällt nichts anderes ein. Die Nacht wird unruhig. Wir liegen beide wach im Bett und die Gedanken kreisen über uns. Was wäre, wenn es ... wäre? Immer wieder zieht es meine rechte Hand in die linke Achselhöhle, aber er bleibt wo er ist, der Knubbel. Er lässt sich nicht wegfühlen.

Dienstag, 29. Juni 2004

Auf direktem Wege fahre ich zu Frau Dr. Zott, meiner Frauenärztin, trage einer Arzthelferin mein Anliegen vor und komme sofort dran. Frau Dr. Zott fühlt ihn selbstverständlich auch, den Knubbel, tastet die Brust ab, aber da ist alles unauffällig. Die rechte Seite zeigt auch keine Veränderungen. „Haben Sie eine Verletzung an der Hand oder hatten Sie einen Infekt?", fragt sie. Gerne hätte ich

diese Fragen bejaht, denn das hätte eine Erklärung für eine Lymphdrüsenschwellung sein können. Da war aber weder eine Verletzung noch ein Infekt – leider.
„Machen Sie sich nicht verrückt, was Böses fühlt sich eigentlich anders an. Trotzdem schicke ich sie zur Mammographie", versucht sie mich zu beruhigen.

Natürlich hat die Radiologin noch bis zum 04. Juli Urlaub. Einen Termin bekomme ich erst für Donnerstag, den 22. Juli, 8.30 Uhr. Während dieser Wartezeit bin ich eigentlich sehr ruhig. Nützt es etwas, wenn ich ständig darüber nachdenke? Nein!

Donnerstag, 22. Juli 2004

Die Mammographieaufnahmen sehen nicht anders aus als die vom letzten Jahr. Es ist kein Tumor in der Brust zu sehen. Das ist ja schon mal beruhigend. Frau Dr. Nilges macht einen Ultraschall von diesem Knubbel und äußert die Vermutung, dass es sich um ein entzündliches Geschehen handeln könnte. Auch sie fragt nach Verletzungen und Infekten. „Damit gehen Sie wohl besser zum Hausarzt. Ein Blutbild wäre nicht schlecht", ist ihre Meinung.

Gesagt, getan. Bei Herrn Dr. Wolter muss ich zwar lange warten und das, ohne gefrühstückt zu haben, aber er zapft mir Blut ab. Er ist der Meinung der Knubbel müsste raus und gibt mir eine Überweisung zur Chirurgie.

Welches Krankenhaus käme denn in Frage? Da kenne ich mich überhaupt nicht aus. Gehe ich zur Chirurgie oder besser zur Gynäkologie? Schließlich kennen sich die Gynäkologen doch ziemlich gut aus in der Achselhöhle. Wenn es doch Brustkrebs sein sollte, bin ich bei den Gynäkologen wenigstens gleich an der richtigen Adresse.

Nun, ich warte erst einmal die Ergebnisse vom Blutbild ab.

Freitag, 23. Juli 2004

Ich erkundige mich telefonisch nach den Blutbildwerten und bekomme die Auskunft: „Alles in Ordnung, wenn sie aber noch Fragen haben, ruft der Doktor sie zurück, sobald er Zeit hat." Das tut er dann auch: „Das Blutbild ist völlig normal, keinerlei Entzündungszeichen." Ich hätte lieber welche gehabt. Wir diskutieren noch über das richtige Krankenhaus, denn raus sollte er schon, der Knubbel. Jetzt muss ich aber zur Arbeit und kann mich um diese Sache nicht mehr kümmern. Das Wochenende wird mir genug Gelegenheit zum Nachdenken geben und Montag sehen wir weiter.

Montag, 26. Juli 2004

Von meiner Freundin und Nachbarin Simone bekomme ich die Telefonnummer des Krankenhauses in Düsseldorf, wo sie mit ihrem Brustkrebs hervorragend betreut worden ist. Ich rufe dort an und bekomme einen Fragebogen zugefaxt, den ich ausgefüllt wieder zurück faxe. Am Nachmittag ruft mich eine sehr nette Oberärztin an. Wir besprechen die Sache und ich entscheide mich, am kommenden Montag zur Biopsie nach Düsseldorf zu fahren. Somit bekomme ich ein schnelles Ergebnis und bin auf der sicheren Seite.

Montag, 02. August 2004

Um 10.00 Uhr muss ich in Düsseldorf sein, deshalb fahren wir schon früh los. Lina schläft noch. Frederik nehmen wir mit. Er wird ein paar Tage bei Opa und Oma in

Mettmann bleiben. Volker hat sich für heute frei genommen, damit ich nicht allein fahren muss. Kurz vor 10.00 Uhr setzen mich die beiden vor dem Krankenhaus ab und fahren weiter nach Mettmann.

Eine sehr nette Ärztin, Frau Dr. Wüst, kümmert sich um mich. Sie hat meinen ausgefüllten Fragebogen vorliegen und noch eine Menge Fragen an mich. Bei einem gründlichen Ultraschall beider Brüste und Achselhöhlen kann auch sie außer dem bekannten Knubbel nichts Auffälliges finden. Sie betäubt die Stelle in der Achselhöhle für die Biopsie. Ich spüre keine Schmerzen, verfolge aber mit großem Interesse auf dem Bildschirm des Ultraschallgerätes, wie die Nadel sich den Weg in den Knubbel sucht, um eine Probe dort herauszustanzen. Vier oder fünf Proben werden genommen. Danach wickeln Ärztin und Schwester meinen Oberkörper komplett in einen Druckverband, damit es keinen Bluterguss gibt und auch nicht wieder anfängt zu bluten. Eigentlich will ich heute Nachmittag noch arbeiten gehen, ob das wohl klappt? Morgen Abend wird Frau Dr. Wüst mich anrufen. Bis dahin hofft sie auf ein Ergebnis.

Eine Stunde nach meiner Ankunft im Krankenhaus stehe ich schon wieder draußen und telefoniere mit Volker. Er ist gerade in Mettmann losgefahren und wird gleich hier sein. Während der Heimfahrt rufe ich auf der Arbeit an. Mit dem Druckverband fühle ich mich nicht in der Lage, zu massieren. Vielleicht kann meine Kollegin Nadine den Terminplan soweit umändern, dass ich nur leichte Behandlungen, wie Lymphdrainagen und Fußreflexzonentherapien machen muss.

Dienstag, 03. August 2004

Es wird ein ganz normaler Tag. Frederik ist in Mettmann

und Lina verabredet sich mit einer Freundin. Volker muss arbeiten und ich habe – wie immer dienstags – frei. Etwas unruhig werde ich erst gegen Abend, denn nun erwarte ich den Anruf der Ärztin. Er kommt nicht und gegen 20.00 Uhr versuche ich es selbst. Ich werde mit ihr verbunden und merke sofort an ihrem Tonfall, dass kein gutes Ergebnis zu erwarten ist. „Tut mir leid, dass ich Ihnen das am Telefon sagen muss, aber der Befund ist bösartig", sind ihre Worte. Wir überlegen, was weiter zu tun ist und sie bietet mir direkt für Übermorgen eine stationäre Aufnahme an, um jede Menge Untersuchungen durchzuführen.

„Zwei Tage, dann gehen sie wieder heim", verspricht sie mir. Mir ist das recht. Jetzt bloß nicht lange warten müssen. Sie verabschiedet sich mit den Worten: „Sie können mich hier jederzeit anrufen, falls sie die Verzweiflung packt, auch mitten in der Nacht."

Kaum habe ich aufgelegt, kommen die Tränen. Lina und Volker heulen gleich mit. Muss das denn sein? Es läuft doch gerade alles so rund. Wieso jetzt dieser Schlag ins Gesicht? Bösartig heißt doch, ich habe Krebs! Ich will keinen Krebs, denn das bedeutet: krank sein, Chemotherapie, vorübergehender Verlust der Haare, Operation, eventuell Verlust einer Brust, Bestrahlung und vielleicht sogar Tod. Kurzzeitig bin ich versucht, die Ärztin noch einmal anzurufen und zu fragen, ob sie sich vielleicht geirrt oder zwei Befunde verwechselt hat. Meine Vernunft sagt mir aber sofort, dass das Wunschdenken ist und ich sehe davon ab.

Diese Nachricht werde ich nicht allein verdauen zu können. Wer hilft mir jetzt weiter? Mein Vater und Tante Maria warten auch auf das Ergebnis. Ihnen kann ich es relativ emotionslos mitteilen. Danach rufe ich meine Freundin Christina an. Ihr Job ist es, jeden Tag in einem

Labor Chemotherapien herzustellen für solche Pechvögel wie mich. In ihr habe ich eine kompetente Zuhörerin, die mir zudem Mut machen kann. Christina kennt sich mit Chemotherapie bestens aus und weiß von vielen Patienten zu berichten, die dadurch wieder gesund wurden. Bei mir steht zwar noch keine endgültige Diagnose fest, aber auf eine Chemotherapie werde ich mich wohl in jedem Fall einrichten müssen. „Menschen, die die Chemo als ihre Medizin betrachten, die in der Lage ist, sie wieder gesund zu machen, vertragen sie meist auch relativ gut. Diejenigen, die sie als Gift betrachten und auf die Nebenwirkungen regelrecht warten, haben oft sehr darunter zu leiden. Sicher kannst du es schaffen, die Chemo positiv zu sehen, als dein Lebenselixier. Du wirst sehen, dann kommst du da gut durch", sind ihre tröstenden Worte. Danach rufe ich Ulla an, meine Chefin. Ich fühle mich nicht in der Lage, morgen arbeiten zu gehen. Wir haben uns nach ihrem Urlaub noch nicht wieder gesehen. Sie ist erst einmal geschockt, aber voller Verständnis. Ich muss ihr versprechen, sie immer auf dem Laufenden zu halten. Danach hocken wir drei ziemlich deprimiert auf der Couch. Keiner hat den Antrieb, irgendetwas zu tun.

Für die Nacht nehmen wir jeder eine Schlaftablette, sogar Lina bekommt eine halbe. Ich schlafe trotzdem nicht. Wahre Stürme an Gedanken toben durch meinen Kopf. Was kommt da auf mich zu? Ist vielleicht doch ein Tumor in der Brust? Und wenn nicht, wo könnte sonst einer sitzen? Möglichkeiten gibt es genug: Leber, Bauchspeicheldrüse, Schilddrüse, besser ich denke gar nicht weiter. Warum wirkt diese verdammte Schlaftablette nicht und sorgt dafür, dass diese Gedanken mich endlich in Ruhe lassen? Von was ist der Knubbel eine Metastase und sind schon andere Lymphknoten befallen? Das Gedankenkarussell dreht sich unaufhörlich und am Morgen bin ich total k.o.

Donnerstag, 05. August 2004

Ich komme ziemlich früh in Düsseldorf an. Im Wartezimmer für die stationäre Aufnahme auf die Senologie ist es ziemlich voll und ich muss warten. Um 8.30 Uhr werde ich aufgerufen. „Ach, Frau Illenseer, Sie werden schon erwartet", begrüßt mich Schwester Vanessa. „Für Sie habe ich heute viele Termine vereinbart. Sie sind doch hoffentlich noch nüchtern?" Das kann ich bestätigen. Gut, dass ich mir so etwas schon gedacht habe.

Ich habe gerade noch genug Zeit, meine Tasche in mein Zimmer zu stellen, da muss ich auch schon los zur Radiologie. Keine 15 Minuten später habe ich einen venösen Zugang mit einem halben Liter Kochsalzlösung dran liegen. Jede Menge Röhrchen hat eine Ärztin schon mit meinem Blut gefüllt. Eine radioaktive Substanz strömt durch meine Adern für das Knochenzinthigramm. Außerdem trage ich einen halben Liter ekelhaft schmeckendes Kontrastmittel mit mir herum, das ich in der nächsten halben Stunde trinken muss. Es folgen ein Computertomogramm von Bauchraum und Brustkorb, ein Kernspintomogramm der Brust und das Knochenzinthigramm. Ich muss jede Menge trinken, was zur Folge hat, dass ich nach jeder Untersuchung panisch von der Liege springe, um es gerade noch bis zur nächsten Toilette zu schaffen. Bei jeder Untersuchung bekomme ich wieder ein anderes Kontrastmittel. Auf das beim Kernspin reagiere ich allergisch. Die bekannten asthmatischen Beschwerden stellen sich ein. Dagegen bekomme ich Kortison. So viel Chemie wie am heutigen Tag habe ich meinem Körper in meinem ganzen bisherigen Leben noch nicht zugemutet.

Gegen Mittag kommt Volker. Er hat die Kinder einfach bei Opa und Oma in Mettmann abgegeben, um bei mir sein zu können. Die Patientinnen meiner Station bekommen das Essen nicht aufs Zimmer, sondern können in der Cafeteria essen gehen. Das ist sehr angenehm. Volker kann dort mit mir gemeinsam essen und wir sitzen unter einem Bambus draußen auf der Terrasse. Urlaub in Düsseldorf, warum nicht?

Untersuchungen finden am Nachmittag keine mehr statt, wir warten nur noch auf Ergebnisse. Die bekommen wir auch, aber sie bringen uns kein Stück weiter. Alle sind ohne Befund. Das ist einerseits ja gut, aber andererseits auch sehr beunruhigend. Der Biopsie-Befund aus der Pathologie hält den Knubbel für eine Metastase eines Mamma-Ca's. Wo aber steckt der hauptsächliche Tumor? In der Brust ist er nicht. Mammographie, Sonographie und Kernspintomogramm haben keinen sichtbar machen können. Ich habe das schreckliche Gefühl, irgendwo in mir sitzt ein Ding, das mich auffrisst und sich einfach nicht zu erkennen geben will. Zum ersten Mal bin ich richtig deprimiert.

Gegen Abend fährt Volker nach Mettmann. Er wird mit den Kindern bei unseren Freunden Katja und Kai übernachten. Ich beauftrage ihn, bestimmten Leuten meine Telefonnummer zu geben. Das tut er auch und bald darauf klingelt das Telefon. Zuerst heule ich Katja etwas vor, danach ruft Christina an, dann Tante Maria, Simone und zum Schluss noch Ulla. Allen erzähle ich das Gleiche. Es tut mir unglaublich gut, die Geschehnisse des Tages immer wieder neu zu überdenken. Jede dieser Freundinnen hört mir einfach nur zu. Sie vermitteln mir das Gefühl, nicht allein zu sein, sondern an meinem großen Kummer teilzuhaben. So telefoniere ich pausenlos von 19.00 bis 22.00 Uhr. Anschließend geht es mir bedeutend besser. Ich lasse mir von der Nachtschwester eine Schlaftablette geben, denn wachliegen und grübeln macht die Sache auch nicht besser. Eine erfrischende Dusche und ein wenig Lektür, danach schlafe ich wunderbar bis 5.10 Uhr.

Freitag, 06. August 2004

Mit meiner Zimmernachbarin gehe ich zum Frühstück. Danach halte ich mich im Zimmer auf, weil noch Untersuchungen anstehen.

Blut für Schilddrüsenwerte wurde mir schon vor dem Frühstück abgenommen. Jetzt schickt mich eine Schwester zum Ultraschall. Ein netter junger Arzt schallt meinen Bauch und gibt mir einen Zettel mit. Alles sehr beruhigend, was da drauf steht, denn alle Bauchorgane sind ohne Befund. Davor hatte ich die meiste Angst, einen Tumor in der Leber oder Bauchspeicheldrüse, denn das ist ja relativ hoffnungslos. Einige Zeit später kommt ein Arzt mit meiner Akte in mein Zimmer und fordert mich auf, mitzukommen. Ich frage ihn höflich, wer er ist und was er mit mir vorhat. Seine Antwort lautet: „Ja, hat ihr Stationsarzt Ihnen nicht gesagt, welche Untersuchungen bei Ihnen gemacht werden?". Schon sind wir im Ultraschallraum. „Hier war ich doch vorhin schon, machen Sie noch einen Ultraschall?", möchte ich wissen. „Hat ihr Stationsarzt Ihnen denn nicht gesagt, dass man auf Ihren CT-Bildern einen Herdbefund in der Leber entdeckt hat?", fragt er zurück. Mir wird ganz heiß, im nu stehen mir die Schweißtropfen auf der Stirn. Sollte der andere Arzt vorhin etwas ganz Entscheidendes übersehen haben? Es dauert eine Ewigkeit, erst das Glibbergel auf den Bauch, dann ein paar Einstellungen am Gerät ändern. Ewig lange starrt dieser unsympathische Weißkittel auf den Bildschirm, bis er etwas vor sich hin murmelt. „Wie bitte?", frage ich. „Das ist doch nur ein harmloses Blutschwämmchen", knurrt er. „Sind Sie sich da sicher?" muss ich mich noch einmal vergewissern. „Ja", bringt er zwischen den Zähnen hervor und starrt weiter kommentarlos auf den Bildschirm.

Dann reicht er mir ein paar Papiertücher und fordert

mich auf: „Sie können das jetzt abwischen. Ich notiere noch etwas und bringe die Akte dann auf Ihre Station." Kurz bevor ich rausgehe fragt er noch: „Sie wollen morgen nach Hause gehen? Hat man Ihnen nicht gesagt, dass Sie Krebs haben? Das ist doch keine leichte Krankheit." Jetzt reicht es mir langsam. „Doch, darüber hat man mich informiert", erwidere ich und verlasse fluchtartig den Raum. Hoffentlich ist der Mann nicht immer so. Was, wenn etwas sensiblere Patienten an einen solch groben Klotz geraten? Ich bin ja eigentlich nicht so zart besaitet, aber dieser Mann hat mich geschafft. Er steht mit seinem Verhalten in krassem Gegensatz zu den netten, verständnisvollen ÄrztInnen und Schwestern auf meiner Station. Vielleicht hat er ja persönlichen Frust oder mag meinen Stationsarzt nicht, aber es ist eine Frechheit, das an mir auszulassen. Patienten, die gerade erst mit der Diagnose Krebs konfrontiert wurden, sollte man sensibel behandeln und ihnen unnötige Schocks nach Möglichkeit ersparen.

Kaum bin ich zurück auf Station, schickt mich eine Schwester in die Radiologie, wo eine Lungenaufnahme gemacht werden soll. Das geht schnell und ich laufe zum wiederholten Male die Treppen hoch, zurück in die vierte Etage. Auf Station werde ich schon wieder gesucht. „Sie sollen sich in der Radiologie melden", lautet die Anweisung. „Da komme ich doch gerade her", entgegne ich. Also, auf dem Absatz kehrt und alle Treppen wieder runter. Unten empfängt man mich mit den Worten: „Wir machen eine Aufnahme vom Becken und der rechten Hüfte." Wieder wird mir heiß. „Haben Sie da beim Knochenzinthigramm etwas gefunden?", will ich wissen. „Nun, vermutlich sind das Verschleißerscheinungen, da machen wir zur Kontrolle noch ein Röntgenbild", lautet die beruhigende Antwort. Ich beschließe, mir darüber jetzt keine Sorgen zu machen. Allerdings sollte ich mich schämen, dass ich in meinem jugendlichen Alter

Verschleißerscheinungen in der Hüfte habe. Hier hat man mich zum Glück nicht so geschockt, wie es der fiese Internist beim Ultraschall getan hat.

Volker kommt wieder gegen Mittag. Die Kinder sind mit Opa und Oma in Mettmann unterwegs. Gemeinsam essen wir wieder unter dem Bambus zu Mittag und gehen anschließend auf mein Zimmer. Irgendwann kommt die Ärztin vorbei. „Leider wissen wir immer noch nicht mehr", bedauert sie. „Aber wir werden Ihren Fall dem Chefarzt vorlegen." Wann er zu sprechen ist, kann sie uns allerdings nicht sagen. Die Warterei ist furchtbar. Die nette Schwester Nicole schickt uns raus in den Garten und notiert sich unsere Handynummer. „Ich rufe Sie an, wenn der Chef kommt", verspricht sie uns. Das tut sie auch so gegen 17.00 Uhr. Eilig machen wir uns auf den Weg nach oben. Dort müssen wir dann doch noch eine halbe Stunde warten, bis wir aufgerufen werden. Professor Auermann ist mir auf den ersten Blick sympathisch. Freundlich begrüßt er uns und meint: „Sie haben etwas ganz Seltenes, aber Sie werden wieder gesund." Er fühlt wie schon einige andere vor ihm an meinem Knubbel und ist sich sicher: „Das ist versprengtes Milchdrüsengewebe, also Milchdrüsengewebe, das bis in die Achselhöhle zieht und dort bösartig geworden ist. Dieser Knubbel ist der Tumor. Sie haben sich eine ungewöhnliche Stelle ausgesucht für einen Brustkrebs." Hätte ich diese Diagnose sofort bekommen, wäre ich vermutlich total deprimiert gewesen. Nach diesen zwei aufregenden Tagen aber, wo ich viele mögliche Alternativen für den Hauptsitz des Tumors durchdacht habe, bin ich regelrecht erleichtert. „Sie bekommen jetzt erst mal Chemotherapie, gefolgt von einer OP. Da der Tumor in der Achselhöhle sitzt, können wir das brusterhaltend operieren. Darauf folgen noch Bestrahlung und eine Anschlussheilbehandlung und in einem Jahr sind Sie wieder gesund", erläutert er den Ablauf der nun folgenden Behandlung. Mich kann jetzt nichts mehr schocken. Ich bin mit allem einverstanden. Volker und ich schweben förmlich aus dem Raum. „Zum Glück nur Brustkrebs", denke ich immer wieder. Den haben schon viele überlebt und ich werde auch nicht daran sterben. „Sie werden wieder gesund!", hat der Chefarzt in seinem ersten Satz gesagt. Sie werden wieder gesund! Sie werden wieder gesund!

Ich werde wieder gesund!

Wir holen meine Tasche und den Entlassungsbrief und lassen uns von meinem Vater abholen. Unser Auto steht in Mettmann, denn Volker ist mit dem Bus hergekommen. Die Kinder freuen sich, mich zu sehen und ich drücke sie ganz fest an mich. Zuerst rufe ich Tante Maria, Christina und Ulla an, um ihnen die „gute" Nachricht mitzuteilen. Sie haben alle schon auf den Befund gewartet und sind genau wie ich erst mal erleichtert. Jetzt will ich nur noch Heim und wir machen uns schnellstens auf den Weg. Zu Hause angekommen, finde ich Simone und Peter auf ihrer Terrasse. Sie sind auch schon ganz unruhig aber froh, dass ich endlich Bericht erstatten kann.

Abends im Bad ziehe ich mich aus und stelle mich vor den Spiegel. Aufmerksam betrachte ich meine linke Brust und finde sie mindestens genau so schön wie die rechte. Und das Beste daran ist, ich darf sie behalten. Der Tumor sitzt ja zum Glück woanders. Viele Patientinnen mit Brustoperationen habe ich schon behandelt und mich gefragt, wie man damit umgeht, wenn man plötzlich so asymmetrisch aussieht. Für mich als Behandlerin war der Anblick in Ordnung. Natürlich habe ich mir in den vergangenen Tagen auch viele Gedanken darüber gemacht, was der Verlust einer Brust für mich bedeuten würde. Ich muss zugeben: sicher würde ich mich damit abfinden, wenn es sein müsste, aber ich bin dankbar, dass es mir erspart bleibt.

Diese Nacht schlafe ich wunderbar, auch ohne Schlaftablette.

Samstag, 07. August 2004

Jetzt wissen wir also, woran wir sind. Im Moment können wir allerdings noch nichts tun, denn zuerst müssen die Ärzte in Düsseldorf noch über mich beraten, bevor sie mir die Befunde schicken. Mit den Befunden kann ich dann hier einen Onkologen aufsuchen.

Volker und ich haben beide Urlaub, die Kinder Ferien. Vor der Tür steht unser Campinganhänger. Da liegt es doch nahe, ein paar Tage wegzufahren. Es braucht ja nicht weit zu sein. Schon einmal wollten wir nach Bollendorf an der Sauer. Das wäre doch ein gutes Ziel. Von dort ist man schnell in Trier oder in Luxemburg und die Landschaft soll sehr schön sein. Campingplätze gibt es dort auch genug und sie scheinen recht preiswert zu sein. Sollen wir fahren oder nicht? Ein paar Tage tun uns sicher gut, also beschließen wir, am Montag loszufahren. Erst muss ich aber noch ein paar Telefongespräche führen, mit der Krankenkasse, der onkologischen Praxis in Koblenz und dem Perücken-Friseur. Gegen Mittag werden wir dann starten. Morgen ist Zeit genug, den Anhänger zu packen.

Mittwoch, 18. August 2004

Heute haben wir um 16.30 Uhr einen Termin beim Friseur in Koblenz, um eine passende Perücke auszusuchen. Natürlich kommt Volker mit. Simone hat mir diesen Friseur empfohlen. Sie hatte ihre Perücke auch von dort.

Die Dame, die uns hier berät, kommt uns erst etwas verschlafen vor, aber der erste Eindruck täuscht. Sie schaut mich an und weiß gleich, was zu mir passt. Ich hatte gedacht, etliche Perücken anprobieren zu müssen, aber nach nur drei Stück steht die Entscheidung schon fest. Die Dame erklärt, ich hätte Glück, dass meine Krankenkasse noch den stattlichen Betrag von 250,- € für die Ersatzfrisur übernimmt. Viele Kassen hätten da schon deutlich reduziert. Die Frisur, die mir am besten gefällt, kostet genau 248,- €. Glück gehabt! Diese Turbane aus Nicki, die man hier auch noch kaufen kann, sind so hässlich, das ich davon absehe. Aber eine flotte Mütze ist dabei, die mir gut gefällt. Ein paar künstliche Ponyfransen runden das Bild noch ab. „Was mache ich denn beim Sport?", möchte ich wissen. Auch da weiß die nette Dame Rat: „Im Sportgeschäft gibt es Schlauchtücher. Die kann man auf verschiedene Arten um den Kopf drapieren, was wirklich gut aussieht." Perücke, Ponyfransen und Mütze werden in eine dezente Tüte verpackt und wir machen uns auf den Weg ins Sportgeschäft. Eines dieser Tücher kaufen wir. Jetzt fühle ich mich fürs Erste gut ausgestattet.

Zu Hause, hinter verschlossener Badezimmertür, probiere ich alles ganz in Ruhe aus. Es ist schon ein ungewohnter Anblick, aber an einen neuen Haarschnitt muss man sich ja auch gewöhnen. Meine eigenen Haare sind momentan recht lang. Mit viel Haarspray style ich sie jetzt so, dass die Frisur der Perücke ähnlicher wird. So fällt es vielleicht später gar nicht so sehr auf. Momentan habe ich den Ehrgeiz, mich immer etwas zurechtzumachen. Lange Zeit habe ich daran keinen Gedanken mehr verschwendet. Ich hatte viel zu tun und kaum Zeit für mich. Da ist auch meine äußere Erscheinung sehr zu kurz gekommen. Jetzt ist das anders. Ich möchte mich nicht krank fühlen und schon gar nicht krank aussehen. Dadurch, dass ich so viel abgenommen habe, schaue ich nun wieder viel lieber in den Spiegel und mit ein wenig Farbe im Gesicht finde ich den Anblick sogar richtig erfreulich. Die neuen Klamotten, die ich letzte Woche in Trier erstanden habe, runden die Sache noch ab. Witzigerweise fühle ich mich täglich besser.

Donnerstag, 19. August 2004

Dem heutigen Termin schaue ich etwas beklommen entgegen. Um 14.30 Uhr findet das erste Gespräch mit dem Onkologen Dr. Beyer in Koblenz statt. Mit Herzklopfen gehe ich die Treppe hoch. Jetzt wird es irgendwie ernst.

Wir werden freundlich empfangen und bekommen erst einmal eine Infomappe über die Praxis, mit der wir uns die Wartezeit verkürzen. Sowohl die Räumlichkeiten als auch alle vier Ärzte und die Mitarbeiter werden darin vorgestellt. Pünktlich werden wir von Herrn Dr. Beyer selbst aufgerufen. Er ist uns auf den ersten Blick sympathisch. „Sie kommen ja mit etwas ganz Seltenem zu uns", begrüßt er uns. Ich hatte vorhin alle Befunde hier abgegeben und er scheint sie schon gründlich studiert zu haben. Ob ich zu den Befunden noch Fragen habe oder schon alles genau verstanden hätte, möchte er wissen. Gerne würde er mir sonst noch die Unklarheiten erläutern. Ich bin aber schon gut im Bilde. In Düsseldorf hat man mir alles erklärt und außerdem lagen ja die Befunde ein paar Tage bei uns zu Hause und ich hatte genug Zeit, sie zu lesen. Alles habe ich zwar nicht verstanden, aber das Wichtigste ist mir klar. Somit können wir gleich den Ablauf der Therapie besprechen. Dr. Beyer hat einen etwas anderen Vorschlag als die Onkologen in Düsseldorf, betont aber immer wieder, dass er das Krankenhaus dort für eine sehr gute Adresse hält. Die Änderung erklärt er uns sehr einleuchtend und wir stimmen ihr zu. Ich werde vier Mal Chemotherapie mit zwei Substanzen erhalten und danach vier Mal nur eine Substanz und das immer im Abstand von drei Wochen. Über mögliche Nebenwirkungen sprechen wir ausführlich und ich bekomme ein Rezept für die Perücke. Eine Verordnung für Taxifahrten stellt er mir ebenfalls aus. Zu guter Letzt will er noch ein wenig Blut von mir sowie ein EKG. Von meinem Knubbel schießt er mehrere Ultraschallfotos. Den letzten Ultraschall von diesem Knubbel, in Düsseldorf vor etwas über zwei Wochen, habe ich mit Interesse verfolgt und kann jetzt deutliche Unterschiede sehen. Er hat sich in dieser Zeit sehr verändert, ist deutlich größer geworden und in mehrere kleine Knubbel unterteilt, wie bei einer Weintraube. „Ein Konglomerat nennt man so etwas", erklärt mir der nette Dr. Beyer. Erschreckend finde ich, wie schnell der Tumor wächst. Eigentlich hätte er so groß gar nicht werden müssen, wenn ich eher einen Termin bei der Radiologin bekommen hätte. Gut, dass ich mich selbst um alles Weitere so schnell gekümmert habe. Etwa eine Stunde nach unserer Ankunft verlassen wir die Praxis wieder und haben den ersten Chemo-Termin für nächste Woche Donnerstag, 14.00 Uhr, vereinbart. Eine Woche Galgenfrist habe ich also noch. Die muss ich gut nutzen.

Gedanken

Natürlich bin ich viel zu jung für so eine schwerwiegende Krankheit, aber meine familiäre Vorbelastung ist enorm. Meine beiden Omas hatten Brustkrebs. Die eine ist mit 63 Jahren daran gestorben, die andere hat ihn um viele Jahre überlebt, um dann mit über 80 Jahren an Darmkrebs zu sterben. Meine Mutter starb mit gerade mal 50 Jahren an Unterleibskrebs, ebenso die Schwester meines Vaters mit 53 Jahren. Ich bin aber erst 37 und will noch einige Jahre leben. Meine Familie braucht mich, denn die Kinder sind noch zu klein, um ohne Mutter auszukommen. Oft habe ich schon darüber nachgedacht, ob ich wohl damit rechnen muss, Krebs zu bekommen. „Die Wahrscheinlichkeit ist sicher groß, aber du bist ja noch jung. Krank werden kannst du, wenn du älter bist, aber am Besten lässt du es ganz", waren meine guten Vorsätze. Nun, es ist ja allgemein bekannt, dass gute Vorsätze selten eingehalten werden, so auch bei mir. Wahrscheinlich wäre es mir aber mit 50 auch noch zu früh gewesen, denn Krebs ist nie willkommen.

Dies alles erfährt meine liebe und selbst so positive Arbeitskollegin Uschi von meiner Chefin. Für sie steht direkt fest: „Die Kerstin hat so viel Power, die erledigt das jetzt ein für alle Mal für die ganze Familie!" Uschi, für diese Worte bin ich dir unendlich dankbar. Das ist genau die richtige Aufgabe für mich. Dieses Elend muss doch einmal ein Ende haben, dass immer alle Frauen meiner Familie an Krebs sterben. Ich habe mir fest vorgenommen, später mal an Altersschwäche zu sterben, aber keinesfalls an Krebs. Dem werde ich jetzt zeigen, dass er in unserer Familie genug Schaden angerichtet hat und dass wir in Zukunft gänzlich auf ihn verzichten werden. Mich hat er zwar jetzt erwischt, aber klein kriegt er mich nicht!!!

Dem Knubbel unter meinem Arm erzähle ich immer: „Ich gehe mit dir zur Chemotherapie. Ich bin nur die Begleitperson, aber du kriegst so richtig einen auf die Mütze und du kannst nicht weglaufen. Du hast mich nicht gefragt, ob ich dich haben will, hast dich einfach eingenistet. Aber glaube mir, ich will dich nicht und deshalb wirst du bei mir auch wieder ausziehen. Auf dieses Ziel richte ich alle meine Kräfte. Und nicht nur ich. Viele liebe Menschen um mich herum, angefangen mit meiner Familie, meinem Mann und meinen beiden wunderbaren Kindern, sowie Freunde, Nachbarn und Kollegen, alle nehmen Anteil und bestärken mich in meinem Optimismus.

Da hast du aber verdammt schlechte Karten, meinst du nicht auch?"

Ich frage mich nicht, warum ich jetzt diesen Tumor habe? Er ist da und er muss weg. Das sind zwei unumstößliche Tatsachen. Weder hege ich einen Groll gegen ihn, noch will ich gegen ihn kämpfen. Ich will ihn einfach nur vertreiben, ihn loswerden. Das wird mir am besten gelingen, wenn ich gut zu mir und meinem Körper bin. Die kleinen Dinge werde ich genießen und daraus meine Lebensfreude schöpfen. Meine positiven Gedanken helfen mir bei der Vertreibung der bösen Zellen. Ich werde mir doch von diesem Tumor den Spaß am Leben nicht verderben lassen. Soviel Macht darf er über mich nicht haben, denn dann hat er gewonnen.

Viele Menschen, die von dieser Diagnose hören, lassen mich wissen, sie wären erschüttert oder geschockt. Manche trauen sich erst kaum, mich anzurufen. Ich selbst kann nicht sagen, dass ich geschockt bin. In vielen Köpfen scheint die Diagnose Krebs noch gleichbedeutend zu sein mit dem Todesurteil. Viele Krebsarten aber, unter anderem auch der Brustkrebs, sind heute sehr gut heilbar. Klar ist Krebs eine Krankheit, an der man sterben kann, doch solche Krankheiten gibt es viele. Auch die Therapie ist sicher kein Spaziergang, aber die Chancen, nach einiger Zeit wieder als gesund zu gelten und ganz normal weiterleben zu können, sind sehr gut. Die Diagnose Krebs heißt noch lange nicht, dass man sterben muss. Selbst wenn es einmal zu einem Rezidiv kommen sollte, so kann auch das behandelt werden. Krebs reißt einen nicht so plötzlich aus dem Leben wie das zum Beispiel ein Herzinfarkt könnte.

Ich betrachte diese Krankheit als eine Chance für mich, mir eine lange Auszeit zu gönnen. Etwa ein Jahr lang werde ich die Gelegenheit haben, in einer Art Ausnahmezustand zu leben. In den Tag hinein leben und das tun, was ich gerade möchte, viel Zeit mit mir allein verbringen, aber auch mit meiner Familie und lieben Freunden. Der Zeitdruck, der viel zu oft mein Leben bestimmt hat, ist plötzlich weg. Das ist richtig luxuriös. Jetzt im Moment geht es mir wunderbar und ich genieße diese Zeit. Vielleicht kommen auch schlechtere Tage, aber die gute Stimmung der jetzigen Tage kann mir keiner mehr nehmen. Ein wenig fühle ich mich an das Bilderbuch „Frederick" erinnert. Diese kleine Maus sammelt Farben, Wörter und Sonnenstrahlen in einer Zeit, wo es genug davon gibt. In Zeiten, wo Mangel daran herrscht, kann sie sich und den anderen Mäusen damit das Leben bereichern. Ich sammle gerade einen Vorrat an Wohlgefühl und Zufriedenheit und ich bin sicher, dass mir dieser Vorrat sehr helfen wird, wenn doch einmal schlechtere Tage kommen.

Wenn dieses Jahr vorbei ist, werde ich wieder mit beiden Beinen ins Leben springen und ich werde innerlich ein gutes Stück gewachsen sein.

Donnerstag, 26. August 2004

Ich habe gut geschlafen und wache ausgeruht auf. Volker ist schon weg. Er macht Frühschicht, um mittags eher gehen zu können. Für heute habe ich ja noch kein Taxi. Außerdem möchte er bei der ersten Chemo dabei sein, um etwas über den Ablauf zu erfahren und „Händchen zu halten".

Das Wetter ist nicht sehr ermutigend, aber ich beschließe, trotzdem walken zu gehen. Wer weiß, wann ich das nächste Mal gehen kann. Gegen 7.30 Uhr bin ich auf der Piste und ich fühle mich richtig fit. Wieder beginne ich ein paar Meter eher zu joggen als beim letzten Mal und die Herzfrequenz bleibt unter 145. Zwischendurch schauen immer mal wieder ein paar vorsichtige Sonnenstrahlen durch das nasse Blätterdach, die mich regelrecht beflügeln. Meine vier Runden laufe ich mit Leichtigkeit und fühle mich total gut hinterher. Kaum bin ich am Auto, beginnt es zu regnen. Glück gehabt! Es ist schon paradox. Ich bin so fit wie schon seit Jahren nicht mehr und gleichzeitig so krank wie überhaupt noch nie. Wie kann das zusammen passen?

Wieder zu Hause, mache ich ein gesundes Frühstück mit viel Obst, grünem Tee, Rote-Beete-Saft und Vollkornbrot mit Frischkäse und Alfalfa-Sprossen. Dazu gibt es für mich noch ein paar Vitaminpillen. Die Kinder muss ich um 10.00 Uhr wecken, damit wir gemeinsam frühstücken können. Nach dem Frühstück gönne ich mir eine Viertelstunde Ruhe auf der Couch, bevor ich duschen gehe. Frisch geduscht verfalle ich wieder dem Aktionismus. Ich backe Brot, putze, bügle wie besessen und treffe schon Vorbereitungen für das Abendessen. Wenn Volker von der Arbeit kommt, müssen wir auch schon fast fahren. Als kleinen Mittagsimbiss gibt es den Rest vom Hackfleisch-Gemüse-Kuchen, den wir gestern zum Abendessen nicht ganz geschafft haben. Ich nehme nur wenig davon, dafür lieber noch eine Banane und ein Glas Buttermilch.

Kurz vor 14.00 Uhr sind wir in der onkologischen Tagesklinik. Der leitende Pfleger, Herr Eisel, nimmt sich 45 Minuten Zeit für ein ausgiebiges Gespräch mit uns. Er erläutert ganz genau den Ablauf, die Wirkungen und Nebenwirkungen der zur Anwendung kommenden Substanzen. Dann gehen wir in die hellen und großzügigen Behandlungsräume, wo ich in einem bequemen Sessel Platz nehme. Zum Glück habe ich gute Venen und der Zugang ist schnell gelegt. Zuerst läuft eine kleine Flasche Kochsalzlösung mit Kortison und einem Medikament gegen Übelkeit in meinen Körper. Das dauert nur ein paar Minuten. Dann kommt der Beutel mit der ersten Chemo-

Therapie. Zuerst lässt Herr Eisel diese Infusion sehr langsam laufen, falls sich eine allergische Reaktion einstellen sollte. Dann erhöht er die Tropfgeschwindigkeit. Nach etwa 70 Minuten ist dieser Beutel leer und eine große Flasche Kochsalzlösung wird angehängt. Nun wird Herr Dr. Beyer herbeitelefoniert, um die zweite, die knallrote Substanz, die sich in vier großen und einer kleinen Spritze befindet, bei laufender Kochsalzlösung direkt in den Zugang zu spritzen. Das dauert etwa fünfzehn Minuten. Auf die Frage, warum diese Substanz nicht auch als Infusion gegeben wird, antwortet er: „Dieses Mittel ist sehr aggressiv und richtet im Gewebe großen Schaden an, wenn es neben die Vene läuft. Spritzt man es, hat man das Geschehen wesentlich besser unter Kontrolle, als bei einer Infusion." Ich gewinne immer mehr den Eindruck, hier sehr gut aufgehoben zu sein. Als weiteren Vorteil empfinde ich es, dass der Arzt eine Weile neben mir sitzt und ich Gelegenheit habe, noch ein paar neugierige Fragen zu stellen, die mir eigentlich nicht wichtig genug erscheinen, um extra einen Gesprächstermin zu vereinbaren. Kaum ist Herr Dr. Beyer fertig, ist auch schon die Kochsalzlösung leer. Herr Eisel zieht die Nadel heraus und übergibt mir dann eine Tüte Medikamente. Genau erklärt er, was ich wann einnehmen soll und wofür es gut ist. Falls Probleme auftreten sollten, stehen zwei Telefonnummer auf meinem Therapiepass, eine für tagsüber und eine Handynummer für nachts und für die Wochenenden. Ich werde ermutigt, von diesen Nummern auch ohne zu zögern Gebrauch zu machen, wann immer es mir nötig erscheint und nicht erst lange zu warten, bis ein Problem sich vielleicht von alleine wieder löst. Es ist also rund um die Uhr ein kompetenter Ansprechpartner zu erreichen. Den Therapiepass händigt er mir nach gründlicher Erklärung aller dort vermerkten Daten auch noch aus. Mein dort eingetragenes Blutbild ist sehr erfreulich: Hb 13, Leukos 7200 und Thrombos 270, das seien für den Anfang gute Werte, findet er. Dann sind wir entlassen. In drei Wochen sehen wir uns wieder. Sehr zuversichtlich und guter Dinge verlassen wir die Praxis. Mir geht es gut und die Chemotherapie hat für mich ihren Schrecken verloren.

Ich habe mich entschlossen, keinen Arbeitsversuch zu starten. Meine Kräfte brauche ich, um wieder gesund zu werden. Außerdem wären verschnupfte und vergrippte Patienten, wie wir sie im Herbst und Winter oft haben, ein zu großes Risiko für mich. Auf dem Rückweg fahren wir bei meinen Chefs Martin und Ulla in der Praxis vorbei. Beide strahlen mich an als sie hören, dass ich von der ersten Therapie komme und es mir sichtbar gut geht. Meine Krankmeldung nehmen sie entgegen mit dem Kommentar: „Das ist eine kluge Entscheidung. Du kannst jederzeit herkommen, wenn du Lust dazu hast, oder dir die Decke auf den Kopf fällt. Gearbeitet wird aber erst, wenn du wieder vollständig gesund bist."

Gut gelaunt fahren wir nach Hause und kochen gemeinsam unser Abendessen. Auf der Terrasse stehend sehe ich Jutta mit dem Auto kommen und gehe zu ihr, um mich für ihre guten Wünsche zu bedanken. Gestern hatte sie extra noch einmal angerufen. Sie und auch Simone und Brigitte freuen sich, mich so fit herumlaufen zu sehen. Viele nette Menschen haben heute an mich gedacht und die Gewissheit darum hat mich in meinen Optimismus bestärkt und mir eine Menge Kraft gegeben. Sicher werden auch weniger positive Tage kommen, aber ich bin überzeugt, dass es zu schaffen ist.

Wir haben keinen riesigen Bekanntenkreis, werden nicht jedes Wochenende auf eine andere Party eingeladen. Aber jetzt merken wir, dass wir uns auf alle unsere Freunde verlassen können. Viele kommen her oder rufen an, um zu fragen, wie es uns geht und um uns ihre Hilfe anzubieten. Alle hören zu, was ich zu meiner Krankheit zu sagen habe und bestätigen mich in meinem Optimismus. Keiner ist dabei, der sich jetzt zurückzieht. Dieses positive Umfeld stärkt uns den Rücken. Es ist um so vieles leichter, wenn andere ehrlich Anteil nehmen.

Freitag, 27. August 2004

Es ist 1.30 Uhr und ich kann nicht schlafen. Die Ereignisse des gestrigen Tages haben mich doch nicht ganz unberührt gelassen und ich wälze sie immer wieder in meinem Kopf herum. Außerdem muss ich ständig aufstehen, um zum Klo zu gehen. Die Nebenwirkungen würden umso erträglicher ausfallen, je mehr Flüssigkeit ich zu mir nehmen würde, sagte Herr Eisel. Also trinke ich. Nein, ich schütte lauwarmes Leitungswasser in mich hinein, soviel eben geht.

Gegen 4.30 Uhr schaue ich das letzte Mal auf die Uhr, danach muss ich eingeschlafen sein. Um 6.25 Uhr stellt Volker fest, dass er seinen Wecker nicht gestellt hat und ziemlich spät dran ist. Ich taumele nach unten, um ihm ein Frühstück zu machen. Als Folge dieser schlaflosen Nacht stehe ich nur sehr wackelig auf den Beinen. Den Plan, heute walken zu gehen, kann ich begraben. Stattdessen begebe ich mich wieder in mein Bett und siehe da: Ich schlafe selig bis 9.30 Uhr. Kurz drauf wachen auch die Kinder auf und kommen zu mir ins Bett zum Kuscheln. Das heute ähnlich gesunde Frühstück wie gestern wird ein Gemeinschaftswerk, danach macht jeder, was er will oder muss: Küche aufräumen, Schulranzen packen, Hasen füttern, mit Schwester oder Bruder streiten, mit den Kindern schimpfen, weil sie streiten, ...ein ganz normales Familienleben also.

Frederik geht wie immer zu seinem Freund Steffen zum Spielen. Lina und ich gehen mit Nachbarhund Conny zu

Christians Pferden und verwöhnen sie mit saftigen Karotten und trockenem Brot. Die Stute Lara holt sich ihre Portion ab, schaut freundlich, solange die Tüte raschelt und dreht uns den Hintern zu, sobald es nichts mehr gibt. Othello lässt sich noch ein wenig kraulen und besabbert Lina mit seiner vom Trinken nassen Nase. Eine ganze Stunde sind wir unterwegs. Wir haben unseren Spaß dabei und es geht mir gut.

Zu Hause wird erst einmal gekocht. Es gibt Hähnchenbrustfilet auf Toast mit frischer Ananas und Käse überbacken, dazu knackigen Salat. Das Dessert besteht für mich aus einem kleinen Schläfchen auf der Couch. Der Rest des Tages verläuft ruhig und ohne besondere Vorkommnisse.
Von Nebenwirkungen spüre ich bis jetzt fast gar nichts. Lediglich ein leicht flaues Gefühl in der Magengegend stellt sich ein. Ich habe den Eindruck, mein Magen ist total leer, aber gleichzeitig fühle ich mich pappsatt, bloß nichts essen. Warmer Tee ist da ganz angenehm. Wenn das alles ist, kann ich gut damit leben.

Samstag, 28. August 2004

Volker geht heute arbeiten und steht ziemlich früh auf. Ich drehe mich noch einmal herum und schlafe weiter. Draußen rauscht der Regen. Soll ich trotzdem walken gehen? Ist Regen ein Grund, es nicht zu tun? Nein, du Faule, raus in den Wald!

Spät marschiere ich los. Es ist schon 8.30 Uhr. Den unteren Wert meiner Zielfrequenz habe ich um die vor Wochen erhöhten 5 Schläge wieder auf 123 gesenkt. So nehme ich ein bisschen Tempo weg. Schließlich will ich mich nicht überfordern, das hätte wenig Sinn. Während der ersten Runde horche ich ständig in mich hinein, aber alles ist wie immer. Die Herzfrequenz steigt nur langsam, ich könnte auch schneller. Während der nächsten 3 Runden werde ich immer lockerer. Das wird ein richtiges Erholungstraining. Wunderbar, dass es mir so gut geht. Der strömende Regen, der während der ganzen Zeit auf mich herunterprasselt und vom Schirm meiner Mütze tropft, kann mein Glück darüber nicht mindern. Ich könnte laut singen. Auf dem Heimweg im Auto höre ich Phil Collins in voller Lautstärke, mir ist, als würde ich fliegen.

Die Kinder empfangen mich mit einem Frühstück. Mit Appetit futtere ich los, aber weit komme ich nicht. Meine Medikamente, ein Glas Saft, eine Tasse Tee und etwas Melone, dann ekelt mich alles nur noch an. Das holt mich wieder etwas auf den Teppich. Immerhin empfinde ich das als einen Grund, eine kurze Zeit auf der Couch zu liegen, was mir auch sehr gut bekommt. Nach dem Duschen habe ich dann wieder Appetit auf ein Brot. Kleine Portionen sind jetzt angesagt, mehr verträgt mein Magen einfach nicht. Je leerer er ist und je lauter er knurrt, umso besser geht es mir.

Brief an Anja
Holler, 31. August 2004

Liebe Anja,

vielen Dank für deinen lieben Anruf letzte Woche. So etwas kann ich jetzt brauchen, gute Gespräche mit netten Leuten, die mir Mut machen.
Im Moment rufen viele Leute an, die von meiner Krankheit gehört haben. Manche sind etwas verzagt, weil sie vielleicht befürchten, ich würde ihnen etwas vorheulen. Umso besser wird dann das Gespräch, wenn sie merken, dass ich noch ganz die Alte bin und noch genau so gerne

lache wie vor der Diagnose Brustkrebs. Zum Glück bin ich so richtig gut drauf und habe auch nicht vor, mir von diesem ungebetenen Gast namens Krebs die Laune verderben zu lassen. Ich genieße es, jetzt viel Zeit für mich zu haben, da ich ja nicht arbeiten gehe. Diese viele Zeit werde ich sinnvoll nutzen für die Vertreibung der bösen Zellen. Es tut mit gut, jeden Morgen walken zu gehen, regelmäßig in die Sauna und außerdem gesundes und leckeres Essen zu kochen. All diese Dinge haben jetzt viel mehr Bedeutung für mich, weil sie mir das Gefühl vermitteln, aktiv etwas für mein Gesundwerden zu tun. So etwas Lebenswichtiges wie die Vertreibung der Krebszellen kann ich doch nicht allein den Ärzten überlassen, wenn ich mich dort auch gut betreut fühle. Eigeninitiative ist hier mindestens genau so wichtig, wie gute medizinische Versorgung.

Ich glaube, die Menschen um mich herum sind ziemlich erstaunt, aber auch erfreut über meine enorme positive Energie. Alle sagen, so wie ich an die Sache heran ginge, könnte das ja nur gut werden und das höre ich gern. Solche Art von Bestätigung brauche ich jetzt. Andererseits rief vorgestern eine Bekannte an, die es geschafft hat, alles was ich sagte ins Negative umzudrehen. Meine Gewichtsreduzierung von mittlerweile fast 15 Kilo ist ihrer Meinung nach mit Schuld an der Entstehung des Tumors, denn eine Freundin von ihr hat auch Brustkrebs bekommen, nachdem sie stark abgenommen hatte. Soll ich mir jetzt Vorwürfe machen, dass ich es endlich geschafft habe, mein Übergewicht wieder auf ein normales Maß zu reduzieren? Ich fühle mich deutlich besser seither, habe keine asthmatischen Beschwerden mehr und werde immer beweglicher. Meiner Überzeugung nach wird mir diese verbesserte körperliche Fitness auch helfen, die ganze Therapie besser zu überstehen. Weiterhin meinte sie, dass ich die erste Chemotherapie so gut überstanden hätte, wäre keine Garantie für die noch folgenden.

Da könnte die Sache ganz anders aussehen. Das macht Mut! Ihr nächster Schuss zielte auf die Haare. Sie könnte es einfach nicht ertragen, wenn ihre Haare ausfielen, so könnte sie nicht leben. Ich schon, denn die zentrale Frage ist hier nicht: Haare oder nicht Haare? Nein, die zentrale Frage hier ist: Leben oder Sterben? Wenn ich nicht bereit bin für ein halbes Jahr auf meine Haare zu verzichten, werde ich über kurz oder lang mit dem Leben dafür bezahlen. Gibt es da etwas zu überlegen? Der größte Kracher kam zum Schluss. Auf meine Bemerkung hin, dass der Professor in Düsseldorf mir versprochen hätte, ich wäre in einem Jahr wieder gesund, meinte sie: „Mit einem Jahr ist es ja da nicht getan. Das Risiko erneut zu erkranken, besteht doch mindestens fünf Jahre." Es folgte eine Einladung, doch einmal zum Kaffee vorbeizukommen. Soll ich mir das antun?
Wie viel Feingefühl haben solche Menschen eigentlich? Ich tröste mich damit, dass ich mir sage: Diese Frau ist selbst so negativ, dass sie bestimmt ohne einen Tumor wesentlich unzufriedener lebt als ich mit so einem Ding. Vielleicht hat sie auch einfach nur große Angst davor, auch einmal an Krebs zu erkranken und fühlt sich durch mich an diese Möglichkeit erinnert. Vielleicht nimmt sie mir das sogar übel. Nur, keiner ist davor geschützt, jeden kann es treffen. Aber nur mit einer positiven Grundeinstellung kann man es schaffen, wieder gesund zu werden.

So, meine Liebe, ich hoffe, dir macht es nichts aus, solche Ergüsse von mir zu lesen. Ich erwarte keine umfangreichen Antworten von dir. Diese Schreiberei ist wohl ebenfalls Therapie für mich. Es ist sehr hilfreich, solche Gedanken zu Papier zu bringen.

Ich hoffe, bei dir läuft alles rund und grüße dich ganz herzlich
     Deine Kerstin

Donnerstag, 02. September 2004

Heute gibt es Winterlaufsachen im Sonderangebot. Natürlich stürze ich mich gleich um 8.30 Uhr ins Getümmel. Es geht heiß her, aber für mich lohnt es sich. Zwei Hosen, ein Shirt, eine kuschelige Jacke, Handschuhe und Mütze kann ich ergattern. Vor einem halben Jahr hätte ich in einer engen Laufhose noch furchtbar ausgesehen. Jetzt gefalle ich mir richtig gut darin. Man sieht deutlich, dass ich so viel abgenommen habe und viele sprechen mich darauf an. Es macht mich schon ein wenig stolz, dass ich das ganz allein und aus eigener Kraft geschafft habe.

Einige Jahre habe ich frustriert beobachtet, wie die Anzeige der Waage immer höher kletterte. Ich habe es aber nicht geschafft, diesen Trend zu stoppen oder gar umzukehren. Letztes Jahr in der Mutter-Kind-Kur habe ich Spaß am walken gefunden und das auch einige Wochen eifrig betrieben. Die Pfunde begannen langsam zu schmelzen, aber dann kam der Sommerurlaub. Da habe ich dann lieber ausgeschlafen, als durch die Gegend zu marschieren und nach den Ferien habe ich einfach den Anfang nicht mehr gefunden. Ganz schnell hatte ich mein Ausgangsgewicht wieder, welch ein Frust.

Ende März diesen Jahres habe ich das Nordic Walking als meinen Sport entdeckt und bin regelrecht süchtig geworden. Gleich nach der Teilnahme an einem Grundkurs habe ich mir Stöcke gekauft und einen Herzfrequenzmesser. Seither walke ich fast täglich auf dem Trimm-dich-Pfad in Montabaur und habe, wie schon erwähnt, inzwischen fast 15 Kilo abgenommen. Das Walken reicht mir schon nicht mehr. Immer größere Teilstücke laufe ich jetzt und das sogar mit einer akzeptablen Herzfrequenz.

Freitag, 03. September 2004

Natürlich ziehe ich eine der neuen Hosen heute Morgen gleich zum walken an. Volker meint, damit wäre ich sicher mindestens eine halbe Minute schneller. Das stoppe ich nicht so genau, aber ich parke heute so, dass ich nach der dritten Runde meine Stöcke ins Auto legen kann. So sind die Hände frei und ich kann die vierte Runde laufen. Das hatte ich mir schon lange vorgenommen. Es klappt prima. Durchhalten ist kein Thema, nur mit der Herzfrequenz bin ich teilweise ziemlich an der Grenze, aber das wird sich auch noch regulieren, wenn ich das jetzt öfter so mache.

Im Moment bin ich ja in der Erholungsphase. Die Chemo ist wieder raus aus meinem Körper und Nebenwirkungen sind nicht mehr zu erwarten. Ich fühle mich derart fit, dass sicher nichts dagegen spricht, wenn ich wieder leistungssteigernd trainiere. Eigentlich wollte ich gar nicht laufen, sondern beim walken bleiben. Da ich jetzt aber einmal damit angefangen habe, kann ich es nicht mehr lassen. Es macht Spaß, zu merken, wie ich mit jedem Mal leichter laufe, und es mich gar nicht so sonderlich anstrengt. Vor einem halben Jahr kam ich mir bei einem Laufversuch noch vor wie ein Elefant, jetzt fühle ich mich fast leichtfüßig. Das wird sicher noch besser, wenn ich die letzten fünf Kilo, die mir bis zu meinem Ziel noch fehlen, auch geschafft habe. Daran arbeite ich jetzt.

Die erste Chemo hatte für mich zwar keine spürbaren Nebenwirkungen, wofür ich außerordentlich dankbar bin, dafür aber eine deutlich zu tastende Hauptwirkung. Er ist geschrumpft, der Knubbel unter meinem Arm! Jeden Tag taste ich nach ihm und jetzt fühlt er sich fast harmlos an. Er stört auch nicht mehr so, wenn ich auf der linken Seite liege. Ist das nicht toll?

Mittwoch, 08. September 2004

Es ist soweit, ich halte die ersten Haarbüschel in den Fingern. Soll ich meine Haare jetzt gleich alle abrasieren? Jeder sagt mir, ich soll mir das nicht antun, jeden Tag büschelweise Haare vom Kopfkissen zu sammeln. Bringt es mir etwas, wenn ich versuche, noch ein paar Tage mit eigenen Haaren herauszuschinden? Wie viel Frust bedeutet das für mich, wenn immer mehr Lücken auf meinem Kopf entstehen?

Vorsichtshalber sage ich den Kindern, bevor sie zur Schule gehen, sie sollen mich noch einmal genau ansehen. „Heute Mittag könnte ich anders aussehen", sage ich ihnen und zeige ein ausgezupftes Haarbüschel. Ich hatte ja schließlich fünf Wochen Zeit, mich an diesen Gedanken zu gewöhnen. Oft genug habe ich vorm Spiegel gestanden und die Perücke anprobiert. Auch die Nickimütze und das Tuch habe ich in allen Variationen getestet, mit und ohne den künstlichen Ponyzotteln. So weiß ich schon, wie ich damit aussehen werde.

Auf jeden Fall gehe ich noch mit Haaren zum Walken. Da habe ich wieder eine Stunde Zeit, darüber nachzudenken. Kaum bin ich zu Hause, kommt Simone, um mir etwas zu bringen. Wir trinken einen Tee zusammen und ich zupfe auch für sie zur Demonstration ein Haarbüschel aus. „Ich habe damals alle abrasiert", meint sie, „Die Haare überall waren frustrierend." Simone geht und ich arbeite noch ein wenig in der Küche, Zeit gewinnen. Irgendwann muss ich aber mal duschen, schließlich war ich walken. Im Bad lasse ich den Kopf herunterhängen und wuschele mir mit beiden Händen durch die Haare. Jede Menge davon rieseln zu Boden. Was soll das Getue, ab damit! Die Entscheidung ist gefallen, oder vielleicht doch nicht? Oben drauf die sind ja noch fest, nur an den Seiten die lassen sich ausziehen. Wieder hole ich die

Perücke hervor, die künstlichen Ponyfransen, das Tuch und die Nickimütze. Alles probiere ich erneut aus und finde mich eigentlich ganz o.k. damit. Warum also nicht kurzen Prozess machen? Spätestens morgen mache ich mir die gleichen Gedanken wieder. Ich hole schon mal die Haarschneidemaschine aus dem Schrank. Der Akku ist fast leer. Ist das ein Grund dagegen? Nein, das Ding hat schließlich auch ein Netzkabel. Dann geht es plötzlich ganz schnell. Die erste Bahn ist gezogen und nun gibt es sowieso kein Zurück mehr. Der Rest muss auch noch ab. Da liegen sie auf dem Boden, meine Haare. „Du darfst auch gleich eine Runde heulen, wenn du in den Spiegel schaust", verspreche ich mir. Der Blick in den Spiegel ist dann gar nicht so schlimm und heulen muss ich auch nicht. Das bin immer noch ich selbst. Jetzt muss ich fast lachen über das Getue, das ich vorher abgehalten habe. Hier zu Hause werde ich keine Perücke tragen. Dafür habe ich ja das Tuch. Es ist viel angenehmer. Gut, dass ich es vorher so oft anprobiert habe. So kenne ich mich schon damit.

Gegen 13.00 Uhr kommt Lina aus der Schule und macht erst mal ein komisches Gesicht. Sie hat, glaube ich, mehr Probleme damit als ich. Erst als ich auf ihren Wunsch hin die künstlichen Ponyfransen unter das Tuch stecke, ist sie zufrieden. Sie meint: „Ich werde mich schon daran gewöhnen und lieb habe ich dich auch so." Frederik sieht das alles etwas gelassener. „Ist gar kein so großer Unterschied", lautet sein Kommentar. Na, da kann ich ja zufrieden sein. Wenn alle mich erst einmal so gesehen haben, werden sie sich schon daran gewöhnen.

Wir essen auf der Terrasse und als ich Simone in ihrem Garten höre, stelle ich ihr mein neues Outfit vor. Sie findet es auch o.k., schließlich kann sie es mir gut nachempfinden. Auch am Nachmittag mische ich mich unter die Leute. Wenn ich jetzt möglichst schnell alle damit konfrontiere, haben sich auch alle schnell daran gewöhnt. Jetzt bloß nicht verstecken.

Volker kommt von der Arbeit. Ihn habe ich schon telefonisch darauf vorbereitet. Er nimmt es mit Humor, streicht mit der Hand über sein eigenes lichtes Haar und meint: „Deine kommen wieder, meine nicht."
Heute Abend ist Elternabend in Frederiks Schule. Da werde ich dann das erste Mal die Perücke testen.

Fazit: Ich habe es mir schlimmer vorgestellt!

Donnerstag, 09. September 2004

Für heute bin ich zu einem Schminkkurs angemeldet. Er findet in den Räumen der deutschen Krebshilfe in Koblenz statt und beginnt um 10.00 Uhr. Durch ein Plakat in der onkologischen Praxis bin ich darauf aufmerksam geworden.

Vorher werde ich noch bei meinen Chefs Martin und Ulla in der Praxis vorbeifahren. Ulla freut sich schon, ich habe mich gestern bei ihr angemeldet. Sie hat oben im Restaurant einen Tisch für uns beide bestellt und wir frühstücken ganz vornehm, als wären wir Hotelgäste. Martin nimmt sich auch ein paar Minuten Zeit und leistet uns Gesellschaft. Ulla ist ganz begeistert, wie unauffällig so eine Perücke sein kann. „Du siehst klasse aus", ist ihr erster Kommentar und ich bin ganz glücklich. Ich fühle mich auch rundum gut.

Punkt 10.00 Uhr bin ich beim Schminkkurs. Wir sind vier Teilnehmerinnen, die Visagistin und eine Mitarbeiterin der deutschen Krebshilfe. Ich bin natürlich die Jüngste. Zwei Frauen haben schon mehrere Krebserkrankungen hinter sich und kennen bereits die Mitarbeiterinnen gut.

Eine ist genau wie ich zum ersten Mal hier. Sie hat gerade ihre Chemotherapie abgeschlossen, hat weder Haare noch Wimpern oder Augenbrauen. Mit ihrer Perücke kommt sie überhaupt nicht zurecht, deshalb trägt sie nur ein Baumwolltuch um den Kopf. Sie ist ganz erstaunt, dass meine Haarpracht gar nicht echt ist. „Toll sieht diese Perücke aus, wo haben Sie die denn her?", ist die Frage aus der Runde. Scheinbar hatte ich Glück, so gut beraten worden zu sein. Die Frau mit dem Baumwolltuch fragt, ob nicht jemand einen Tipp zu Kopftüchern hat. Sowohl die Visagistin als auch ich zaubern ein Buff-Tuch aus der Tasche. Ich habe schon fleißig damit geübt und kann der Frau an ihrem Kopf demonstrieren, was sie damit alles machen kann. Sie ist total begeistert und will gleich nachher ins Sportgeschäft gehen und sich welche kaufen.

Der Vormittag ist sehr erfolgreich. Mit welch einfachen Tricks man wirklich Erstaunliches erreichen kann, ist schon toll. Für jeden sucht die Visagistin die passenden Farben aus, zeigt, wie man fehlende Augenbrauen nachmalt und wie man wirkungsvoll Lidschatten, Kajalstift und Lipliner einsetzt, ohne dass man hinterher angemalt aussieht. Alle gehen gut gelaunt nach Hause. Jeder hat an diesem Vormittag etwas für sich gelernt.
Ich jedenfalls bin total gut drauf, fühle mich eigentlich noch besser als vorhin. Mit dem Gedanken: „Gut siehst du aus und keiner sieht dir deine Krankheit an", schwebe ich durch die Stadt. Ich finde drei tolle reduzierte Shirts und eine dunkelbraune Hose in Größe 42, die wie angegossen passt. Ein paar Schuhe, reduziert von 99,95 Euro auf 40,– Euro machen mein Glück perfekt. Auch gönne ich mir zu meinem neuen braunen Outfit noch ein passendes Schlauchtuch im Sportgeschäft. Mit Haaren habe ich jeden Tag die gleiche Frisur. Manchmal sitzt sie gut, manchmal nicht. Jetzt habe ich die Wahl zwischen zwei verschiedenen Tüchern, die ich auch noch auf verschie-

dene Weise tragen kann, einer Mütze und einer Frisur. Klingt doch richtig gut, oder? Zu guter Letzt suche ich mir noch ein paar Schminkutensilien aus. Schließlich will ich ja auch in die Tat umsetzen, was ich heute gelernt habe. Dazu fehlt mir nur noch das Material.

Mit vielen Tüten beladen komme ich am Auto an. Jetzt aber nichts wie heim. Die Kinder sind schon längst zu Hause und sitzen bestimmt vor der Glotze.

Sonntag, 12. September 2004

An den Wochenenden haben Lina oder ich des Öfteren Gelegenheit zu einem Ausritt. Unser Nachbar Christian besitzt zwei Pferde. Da er aber nur auf einem reiten kann, ist das zweite für Lina oder für mich frei.

Heute bin zu Linas großem Leidwesen ich dran. Kurz nach Neun reiten wir los. Es ist super Reitwetter, trocken und nicht zu warm. Erst hatte ich Bedenken, ob ich während der Chemotherapie überhaupt reiten soll. Runterfallen und Knochen brechen wäre jetzt äußerst schlecht. Dr. Beyer meint dazu: „Vor den Risiken des Lebens können Sie sich nicht schützen. Knochen kann man sich auch bei einem Sturz von der Treppe brechen. Wenn es Ihnen Freude macht, gehen Sie reiten." Es macht mir Freude, also tue ich es auch. Lara und Othello sind heute richtig gut drauf und wir schlagen ein flottes Tempo an. Hier in den Wäldern gibt es herrlich lange Galoppstrecken. Die Pferde kennen die Wege ganz genau und werden schon unruhig, wenn sie die Gelegenheit zu einem Galopp wittern. Also lassen wir sie rennen, denn uns macht das ja auch Spaß. Ich finde es immer wieder toll, dass die Pferde so eine Bewegungsfreude erkennen lassen. Man gewinnt den Eindruck, auch sie genießen den Ausritt. Zu Pferde kommt man natürlich wesentlich schneller voran als zu

Fuß. Während der Ausritte habe ich nun schon einige wunderschöne neue Wege kennengelernt. Immer wieder aufs Neue bin ich von der Landschaft hier begeistert. Wir wohnen wirklich herrlich.

Gegen 11.00 Uhr bin ich wieder zu Hause. Mein Vater ist inzwischen eingetroffen. Er hatte Geburtstag und lädt uns aus diesem Grunde zum Essen ein. Am Nachmittag feiern wir zu Hause weiter. Ich habe Pflaumenkuchen gebacken mit Pflaumen aus Nachbars Garten. Dies wird ein Sonntag, wie es besser gar nicht geht.

Donnerstag, 16. September 2004

Für heute ist die zweite Chemotherapie vorgesehen. Um 10.00 Uhr soll ich in der Tagesklinik sein. Die Genehmigung für den Taxitransport kam vorgestern per Post von der Krankenkasse. Schon kurz nach 9.00 Uhr steht der Fahrer vor der Tür. So bin ich schon eine halbe Stunde zu früh in Koblenz, komme aber trotzdem sofort dran. Den Aufenthalt in dieser Praxis empfinde ich wie das Eintauchen in eine andere, unwirkliche Welt. Die Pfleger und Schwestern sind alle sehr freundlich und bemühen sich um einen angenehmen Verlauf der Behandlung. Ringsum sitzen aber eben nur krebskranke Personen. Man gewinnt deshalb den Eindruck, alle Welt hat Krebs. Ich suche mir einen Einzelplatz. Keine Lust hätte ich auf einen Nachbarn oder eine Nachbarin, die mir ihre Leidensgeschichte erzählt oder ein anderes Gespräch aufnötigt. Für die zwei Stunden hier habe ich ein Buch dabei.

Den Arm für den Zugang darf ich mir aussuchen, toll was? Nehmen wir heute mal den linken, beim letzten Mal war der rechte dran. Zuerst wird wieder Blut abgezapft. Mal sehen, wie die Werte sind. Vor 10 Tagen hatte ich nur

1800 Leukos, was mich ziemlich geschockt hat. Mit so wenigen hatte ich gar nicht gerechnet, weil es mir so gut ging. Heute sind es immerhin 5000, nicht im Normalbereich, aber akzeptabel. Der Hb und die Thrombos sind prima, also bin ich zufrieden. Der Ablauf der Therapie ist der gleiche wie beim ersten Mal. Jetzt kenne ich das ja schon. Allerdings spritzt diesmal Dr. Thomas das rote Zeug, da Dr. Beyer Urlaub hat. Er ist auch sehr nett und freut sich mit mir, als ich ihm erzähle, dass der Tumor schon nach einer Behandlung deutlich spürbar geschrumpft ist. Kurz nach 12.00 Uhr ist alles durchgelaufen und ich bestelle das Taxi. Das ging ja flott heute und ich bin noch vor den Kindern wieder zu Hause.

Zum Glück habe ich gestern vorgekocht und brauche mich darum heute nicht zu kümmern. Frederik isst bei seinem Freund Steffen und macht dort auch seine Hausaufgaben. Somit wird der Nachmittag besonders ruhig. Ich trinke wieder in rauen Mengen Tee und Wasser und ruhe mich ansonsten nur aus. Wenn ich mich auch fit fühle, so will ich doch nicht vergessen, dass mein Körper eine hohe Dosis pures Gift erhalten hat. Ein wenig Ruhe wird ihm da wohl gut tun.

Lina sage ich, ich wäre heute besonders wertvoll. Der Quittung von der Apotheke konnte ich nämlich entnehmen, dass jetzt Medikamente im Wert von über 1000,- € durch meine Adern strömen.

Montag, 20. September 2004

Ich bin nicht mehr ganz so gut drauf. Die erste „Das-packe-ich-jetzt-an-Euphorie", die mich nach der Diagnose erfasst hatte, ist abgeklungen. Die Gewissheit, an Krebs erkrankt zu sein, ist zum Alltag geworden und die erste Aufregung darüber hat sich gelegt. Es rufen nicht mehr jeden Tag nette Menschen an und fragen, wie es mir geht. Durch diese vielen Anrufe hatte ich aber die Gelegenheit, immer wieder über meine Einstellung zu meiner Krankheit zu reden, was sehr hilfreich war. Die Anteilnahme hat unglaublich gut getan. Jetzt hätte ich gar keine Lust mehr, diese Gedanken noch einmal in Worte zu fassen. Sie sind viele Male gedacht, ausgereift und auch alle schon zu Papier gebracht.

Das Leben um mich wird wieder stiller. Alle gehen zu ihrer Tagesordnung über. Alle haben ja auch ihre altbekannte Tagesordnung, nur meine hat sich komplett geändert. Mein Leben läuft jetzt in einigen Bereichen ganz anders ab als noch vor drei Monaten. Damit meine ich weniger die organisatorische Seite meines Lebens, als vielmehr die gefühlsmäßige. Zu vielen Alltäglichkeiten habe ich jetzt eine andere Einstellung. So eine lebensbedrohende Krankheit verschiebt die Relationen. Ich sehe nun Dinge, über die ich mich vor wenigen Wochen noch aufgeregt hätte, viel gelassener und kann mich an Kleinigkeiten mehr erfreuen.

Die zweite Chemo habe ich genau so gut vertragen wie die erste. Allerdings hat sich jetzt ein sehr unangenehmer Geschmack im Mund eingestellt. Darauf hatte man mich auch vorbereitet. Ich finde es einfach widerlich. Jeder Schluck Wasser schmeckt, als käme er aus der Regentonne. Ständig putze ich die Zähne, spüle den Mund aus und gurgle, aber Zahnpasta und Mundwasser ergeben mit diesem modrigen Geschmack zusammen einfach nur eine ekelhafte Mischung. Mit Pfefferminzbonbons oder Kaugummi ist es auch nicht besser, da sie süß sind. Alles was süß ist, empfinde ich als besonders eklig. Mein Appetit leidet ebenfalls darunter. Ich hoffe nur, dass ich nicht auch noch modrig rieche, wenn ich schon so schmecke. Herrn Eisel von der onkologischen Praxis rufe ich an, um ihm diese Entwicklung mitzuteilen. „Diese

Unannehmlichkeit kann man vielleicht mit einer niedrigeren Dosierung bei der nächsten Chemo vermeiden", meint er. Allerdings könnte diese Erscheinung jetzt noch ein paar Tage anhalten – igitt.

Ich bin eine ziemlich ungeduldige Patientin und habe eigentlich jetzt schon die Nase voll vom Kranksein. Noch sechs Mal Chemo, dann OP und Bestrahlung. Das dauert ja noch ewig. Am liebsten würde ich morgen direkt in die Anschlussheilbehandlung fahren, um bald mein normales Leben wieder aufnehmen zu können. Wenn ich die Chemo bisher auch gut vertragen habe, so ist der Gedanke daran doch eine große Belastung. Ich hätte das gern schneller hinter mir, aber mein Körper braucht die dreiwöchigen Erholungsphasen, um die nächste Keule aushalten zu können. Hoffentlich kommen keine Infekte dazwischen, die den Ablauf noch verzögern. Bei der letzten Chemo ist mir aufgefallen, dass Patienten wieder nach Hause geschickt wurden, weil ihre Blutwerte für eine erneute Therapie viel zu schlecht waren. Hoffentlich passiert mir das nicht. Verzögerungen will ich nicht. Möglichst schnell möchte ich mit diesem Tumor fertig werden.

Mein Kopf wird jetzt, nach der zweiten Chemo, rasant immer kahler. Mit dem Haarschneider hatte ich zwar alle Haare abrasiert, aber noch jede Menge kleine Stoppeln auf dem Kopf. Diese Stoppeln fallen jetzt alle aus. Wenn ich nach dem Duschen meinen Kopf abtrockne, rieseln sie an mir herunter, setzen sich später im T-Shirt fest und pieksen. In meinen Kopftüchern stecken sie und pieksen ebenfalls, was sich so anfühlt, als wäre die ganze Kopfhaut wund. Nun, dieser Spuk dürfte aber in ein paar Tagen vorbei sein. Hoffentlich ist es nicht auch so unangenehm, wenn die Haare wieder nachwachsen. Meine Augenbrauen habe ich noch. Sie sind ganz fest und ich behandle sie sehr vorsichtig. Die Haare allerdings, auf die ich mit Freude verzichten würde, die an den Beinen nämlich, zeigen leider noch keinerlei Ausfallerscheinungen. Volker bedauert sehr, dass auch meine Haare auf den Zähnen sich hartnäckig halten würden.

Dienstag, 21. September 2004

Das Walken klappt heute deutlich schlechter als gestern. Ich ziehe zwar mein Programm durch, aber es strengt mich mehr an.
Wieder zu Hause, frühstücke ich lustlos. Der modrige Geschmack stellt sich langsam wieder ein und verdirbt mir den Appetit. Beim Essen merke ich ihn allerdings etwas weniger. Ebenso lustlos gehe ich anschließend an den Computer, um mich im Internet auf der Seite der Krebsgesellschaft ein wenig umzusehen. Auch das Rezept des Tages auf Kochen-und-geniessen.de schaue ich mir an, aber das ist heute nicht mein Geschmack. Vor ein paar Tagen noch habe ich Pläne geschmiedet, welche neuen Rezepte ich alle ausprobieren könnte. Jetzt aber, mit diesem fauligen Geschmack im Mund, steht mir nicht der Sinn danach. Hoffentlich gibt sich das bald.

Nach dem Duschen, ich stehe noch nass im Bad, ruft Ulla an. Schnell wickle ich mich in meinen Bademantel und lasse mich auf dem Wannenrand nieder. Ihr klage ich nun mein Leid und sie bedauert mich ein wenig. Es ist schön, ihre fröhliche Stimme zu hören, wo meine Stimmung gerade nicht so rosig ist.

„Was soll ich jetzt Sinnvolles tun?", frage ich mich. Zum Mittagessen werde ich Gemüsepuffer mit Joghurt machen. Den Teig bereite ich schon mal vor. Danach sinke ich ein wenig auf die Couch. „Nur ein paar Minuten", denke ich. Als ich wieder aufwache, ist eine ganze Stunde vergangen und ich ärgere mich. Beim Aufstehen wird mir etwas schwindelig und ich würde am liebsten liegen bleiben. Gleich stehen aber die Kinder auf der Matte und haben Hunger. Heute ist nichts mit mir los. Gleich nach dem Essen lege ich mich wieder hin und schlafe fest bis 15.00 Uhr. Ich vermute, dass sich mein Blutbild auf dem Weg in den Keller befindet. Bis jetzt ging es mir eigentlich immer gut aber dieser Zustand heute gefällt mir gar nicht. Schlapp, lustlos und schlecht gelaunt kann man ihn kurz beschreiben.

Die Kinder, besonders Lina, haben relativ wenig Verständnis. Bisher haben sie zwar gewusst, dass ich krank bin, aber dadurch wenige Beeinträchtigungen hinnehmen müssen. Es ging mir ja gut und ich habe tadellos funktioniert. Sogar mehr Zeit als sonst hatte ich. Lina, die schon jede Menge Ansprüche einer pubertierenden Jugendlichen stellt, findet es wohl ziemlich lästig, Rücksicht nehmen zu müssen. So eine Mutter ist einfach uncool. Sie würde sich wünschen, dass ich sie und ihre Freundinnen ohne zu meckern durch die Gegend kutschiere. Kinobesuche und Stadtbummel sind plötzlich angesagt. Zu dumm, dass unser Dorf nur von einer Buslinie gestreift wird und die Mutter nicht bereit ist, die ständige Taxibereitschaft zu übernehmen. Da werden schon mal genervt die Augen verdreht. „Meine Wünsche sind dir wohl egal", oder:„Die Eltern von meinen Mitschülerinnen tun das aber", muss ich mir anhören. Da sage ich mir dann: „Cool bleiben!" Meiner Meinung nach versuchen wir schon, unseren Kindern ziemlich viel zu ermöglichen, vielleicht sogar etwas zu viel.

Zum Glück sind inzwischen beide im Bett. Der Tag ging irgendwie vorbei. Ich sitze hier am Computer und höre nebenan mein Badewasser einlaufen. Ein warmes Bad mit Rosmarinduft kann vielleicht meine Stimmung heben. Wenn nur nicht der Modergeschmack in meinem Mund wäre. Nach dem Abendessen ist er kaum noch auszuhalten. Ich könnte vor mir selbst davonlaufen. Dummerweise habe ich auch noch mit Lauchzwiebeln mein Käsebrot garniert. Die brennen jetzt in meinem Magen und verstärken den ekligen Geschmack. Normalerweise bin ich gegen so etwas völlig unempfindlich, umso mehr ärgere ich mich jetzt darüber.

Diesen unerfreulichen Tag werde ich nun einfach beenden, den Computer herunterfahren und die Befindlichkeitsstörungen gleich mit. Programm beenden, nicht mehr dran denken, Schluss, aus!!! Neustart morgen!

Mittwoch, 22. September 2004

Neustart erfolgreich! Gut ausgeschlafen sieht die Welt gleich ganz anders aus. Auf meine Walkingrunden werde ich heute verzichten. Das Wetter ist sowieso wenig einladend, kalt und windig.

Ich beschäftige mich ein wenig im Haushalt und als um 9.30 Uhr die ersten Ermüdungserscheinungen auftreten, sage ich mir einfach: „Du musst hier niemandem etwas beweisen. Jeder hat Verständnis dafür, wenn du schlapp und müde bist. Selbst solltest du auch Verständnis dafür haben." Also kuschle ich mich mit einer Decke auf die Couch. Draußen weht ein stürmischer Wind und ich habe es richtig gemütlich. Erst nach fast eineinhalb Stunden wache ich wieder auf und es dauert eine Weile, bis mein Kreislauf auf Touren kommt. Dann habe ich Lust, etwas Leckeres zu kochen, Suppe am Besten, bei diesem herbstlichen Wetter. Möhrencremesuppe mit Tofu-Frischkäse-Klößchen und frischer Kresse. Danach steht mir jetzt der Sinn und gut gelaunt mache ich mich an die Arbeit. Die Suppe wird prima, allen schmeckt es gut.

Ein Mittagsschläfchen wäre jetzt nicht schlecht, steht mir doch zu, oder? Leider wird daraus nichts, denn die

Möhrensuppe brennt in meinem Magen, als hätte ich Chili gegessen. Auch der modrige Geschmack breitet sich wieder aus. Dabei hatte ich gehofft, ihn los zu sein. Meine Stimmung sinkt gegen Null. Was soll ich jetzt tun? Vielleicht weiß der nette Herr Eisel von der onkologischen Tagesklinik einen Rat. Möglicherweise sollte ich die Magentropfen noch eine Weile nehmen. Ich werde ihn fragen. Am Telefon schildere ich ihm meine Beschwerden. „Ich weiß, was Sie haben. Dagegen gibt es etwas. Ich schicke Ihnen ein Rezept", tröstet er mich. Wegen der Chemotherapie produziert mein Magen zu viel Magensäure, die in die Speiseröhre aufsteigt und dieses unangenehme Brennen verursacht. Wahrscheinlich kommt daher auch der modrige Geschmack. Zum Glück finde ich eine Apotheke, die mir das Medikament erst einmal ohne Rezept aushändigt. Das kann ich nachreichen, wenn ich es im Briefkasten habe, danke!

Ich schlucke direkt eine dieser Kapseln. Hoffentlich wirken sie schnell. In ein bis zwei Tagen müssten die Beschwerden verschwunden sein, meint Herr Eisel. Heute fühle ich mich jedenfalls einfach nur bääh!!!

Meine Freundin Petra kommt vorbei, um mir zwei Bücher auszuleihen. Ihr klage ich mein Leid mit dem Magen und sie bedauert mich. In einem der Bücher entdecke ich als Lesezeichen ein schönes Foto von einem Schmetterling auf einer Blüte und bedanke mich dafür. „Du musst auf die Rückseite schauen!", fordert Petra mich auf. „Gutschein für einen Westerwälder Deppekuchen" steht da und Petra meint dazu: „Wenn du mal keine Lust zum Kochen hast, rufst du mich einfach morgens an und ich koche für dich." Ich könnte sie umarmen. Ist das nicht lieb? Diesen Gutschein werde ich mir aufheben für einen Tag ohne Modergeschmack. Schließlich will ich den Deppekuchen ja genießen. Damit hat Petra es jedenfalls geschafft, mich wieder aufzumuntern.

Frisuren

Nun lebe ich schon eine Weile ohne meine Haare und habe mich gut an diesen Zustand gewöhnt. Was mich am meisten daran stört ist, dass meine Krankheit jetzt so offensichtlich ist. Trage ich keine Perücke, sondern eins der Tücher, so fällt das schon auf. Ich möchte aber diese Krankheit nicht an die Öffentlichkeit tragen. Wissen kann es ruhig jeder. Ein Geheimnis habe ich von Anfang an nicht daraus gemacht und auch selbst viele Menschen davon in Kenntnis gesetzt. Es ist für mich aber ein großer Unterschied, ob ich freiwillig darüber rede, oder ob man es mir schon von Weitem ansieht.

So langsam habe ich mich auch daran gewöhnt, ständig etwas auf dem Kopf zu haben. Das war anfangs ganz schlimm für mich und verursachte mir Kopfschmerzen. Die Tücher sitzen zwar mit minimalem Druck auf den Ohren, aber das hat am Anfang schon ausgereicht, um nach ein paar Stunden richtige Schmerzen hervorzurufen. Die Ohrmuscheln fühlten sich an, als wären sie grün und blau. Bei der Perücke bleiben zwar die Ohren frei, sie sitzt dafür aber wesentlich strammer, was anfangs mehr Kopfschmerzen verursachte. Zum Glück gehören diese Erscheinungen nun der Vergangenheit an. Sicher sind das Kleinigkeiten und ich frage mich manchmal, ob ich da nicht etwas zimperlich bin. Aber auch solche Kleinigkeiten können das Wohlbefinden ganz schön mindern.

Zu Hause fühle ich mich mit Perücke am wohlsten. Diese Frisur steht mir gut und wenn ich mal zufällig am Spiegel vorbei komme, gefalle ich mir damit. Tücher und Mütze sind ein Kompromiss. Beim Sport ist die Perücke natürlich fehl am Platz, aber auf dem Trimm-dich-Pfad laufen viele mit einer Kopfbedeckung herum. Da falle ich nicht auf.

Die Tatsache, keine Haare zu haben, belastet mich also nicht. Es war auch eine gute Entscheidung, sie direkt bei den ersten „Ausfallerscheinungen" alle abzurasieren. Natürlich werde ich mich aber sehr freuen, wenn sie wieder zu sprießen anfangen.

Donnerstag, 23. September 2004

Es regnet in Strömen als ich aufstehe. Mein Kreislauf kommt nur langsam in Gang und ich fühle mich etwas wackelig. Walken wird also wieder ausfallen.

Die Familie ist weg und ich setze mich erst einmal an den Computer. Diese Schreiberei ist mir inzwischen ein inneres Bedürfnis geworden. Viel Zeit verbringe ich damit, ebenso wie mit dem Lesen meiner Ergüsse. Für mich ist das Therapie. Hier brüte ich viele Gedanken aus, die ich bisher gar nicht so klar zu fassen bekam, weil ich sie eben nur gedacht habe. Sie sind mir durch den Kopf gehuscht, um gleich darauf wieder zu verschwinden. Wenn ich so einen Gedanken einfange, ihn ausformuliere und aufschreibe, wird er viel klarer. Auf diese Weise gerät er auch nicht in Vergessenheit, ich kann ihn immer wieder neu überdenken und umformulieren bis er mir schließlich richtig gut gefällt. Ich trenne mich jedes Mal nur schwer von der Tastatur und nutze jede freie Minute, um hierher zurückzukehren. Komischerweise fällt mir auch immer etwas ein. Ich setze mich hin, schreibe das Datum und schon setzen sich meine Finger von ganz alleine in Bewegung, um die Seiten zu füllen.

Das Medikament von gestern scheint zu wirken. Das Brennen ist fast weg. Leider kann ich das von dem modrigen Geschmack nicht behaupten. Alles schmeckt eklig süß, selbst das Leitungswasser. Meine Zunge fühlt sich irgendwie pelzig an und klebt am Gaumen

Wie soll ich jetzt den restlichen Tag verbringen? Gestern und vorgestern war ich ziemlich schlecht drauf. Eigentlich habe ich keine Lust mehr auf so eine depressive Stimmung. Ob ich es schaffe, sie heute erst gar nicht aufkommen zu lassen, trotz Modergeschmack und strömendem Regen?

Zuerst stelle ich im Radio meinen Lieblingssender ein, dann nehme ich mir meinen Rezeptordner vor und stöbere darin herum. Da! Puddingschnecken – die habe ich lange nicht mehr gemacht. Gedacht, getan! Ich mache mich eifrig an die Arbeit, singe ganz bewusst die Songs aus dem Radio mit und … es wirkt. Als kurze Zeit später herrlicher Hefegebäckduft durchs Haus zieht, bin ich wieder richtig gut gelaunt. Auch die Kinder werden sich über solch unerwartete Leckerei freuen. Kurz vor zwölf rufe ich Volker auf der Arbeit an: „Riech mal!", fordere ich ihn auf, aber es fällt ihm schwer, den Duft durchs Telefonkabel zu deuten. Ich verrate ihm deshalb, worauf er sich nach Feierabend freuen kann. Jetzt habe ich sogar so viel Schwung, dass mich der große Korb Bügelwäsche förmlich anzieht. Der muss doch leer zu kriegen sein!

Im weiteren Verlauf des Tages baue ich leider stark ab. Das Brennen im Magen meldet sich wieder und die Geschmacksirritationen sind sehr unangenehm. Schlapp hänge ich herum. Annette erkundigt sich telefonisch, wie es mir geht. Vorgestern haben wir uns kurz gesehen und sie hatte da schon den Eindruck, dass ich etwas auf dem absteigenden Ast wäre. Ich schildere ihr meine Gute-Laune-Strategie von heute Vormittag. „Gut, dass du dich nicht hängen lässt", freut sie sich.
Volker kümmert sich um das Abendessen. Es gibt einen kleinen Salat und dazu Linguine mit Pesto und Ketchup. Mit Appetit esse ich eine bescheidene Portion und es schmeckt sogar nach etwas. Leider stellen sich direkt anschließend wieder der Modergeschmack und ein leichtes

Übelkeitsgefühl ein. Diese Befindlichkeitsstörungen sind mir außerordentlich lästig und es fällt mir schwer, sie zu akzeptieren.

Heute ist schon der achte Tag nach der zweiten Chemo. Der Tiefpunkt soll angeblich am zehnten oder elften Tag erreicht werden. Bis dahin ist es nicht mehr lange und danach geht es wieder aufwärts. Ich vertraue darauf, dass dann meine „Unkraut-vergeht-nicht-Mentalität" wieder die Oberhand gewinnt. Das wäre doch gelacht, wenn ich das nicht hinkriege.

Donnerstag, 28. Oktober 2004

Heute hole ich mir die vierte Chemo ab. Dieses Mal habe ich mich weniger gut erholt. Die ganze Familie war erkältet und ich hatte auch einen leichten Infekt, der aber nach ein paar Tagen ausgestanden war. Ausgiebig bespricht Dr. Beyer mit mir das Magenproblem. Er verschreibt ein anderes Medikament, da ich keine Lust verspüre, mich auch noch einer Magenspiegelung zu unterziehen.

Nach der Therapie macht er einen Ultraschall, um zu sehen, wie der Tumor auf die Chemo reagiert hat. Lange sucht er mit dem Schallkopf in meiner Achselhöhle herum, ohne etwas zu finden. „Zeigen Sie mir doch bitte die Stelle, wo der Tumor zu fühlen ist", fordert er mich auf. Ich setze mich hin und taste nach dem Knubbel. In den letzten Tagen habe ich das oft gemacht, aber nichts mehr finden können. Das ist jetzt genauso. Zumindest kann ich zeigen, wo er mal saß, der Knubbel. Beim letzten Ultraschall war dort noch ein großes, schwarzes Gebilde von etwa 4,5 mal 2 cm zu sehen. Heute findet Dr. Beyer nach langer Suche einen kleinen grauen Schatten von 5 bis 6 mm. „Das könnte Narbengewebe von diesem Tumor sein", ist seine Vermutung. Er strahlt mich an und scheint sich genau so zu freuen wie ich. Kein Tumor mehr sichtbar! Bei 20 bis 25 Prozent der Patienten würde man nach der Chemo bei der OP kein bösartiges Material mehr finden, sagt er. Vielleicht habe ich ja Chancen, zu dieser Gruppe zu gehören. Wäre das nicht absolut toll? Sehr einleuchtend erklärt er mir nun, was der Sinn der nächsten vier Chemos ist, die jetzt noch folgen werden.

Ich schwebe aus dieser Praxis und würde am liebsten jeden umarmen, der mir über den Weg läuft. Für so ein Ergebnis sollte ich die Magenschmerzen einfach belächeln. Wieso mache ich mir darüber eigentlich noch Gedanken? Total euphorisch rufe ich vom Handy Volker auf der Arbeit an. Der Taxifahrer muss sich auch für mich freuen und kaum zu Hause rufe ich alle möglichen Leute an. Alle freuen sich mit mir.

Für mich ist er jetzt gestorben, der Tumor. Das hatte ich ihm auch schon prophezeit: „Sterben musst du sowieso, entweder mit mir, oder ohne mich!" Als ich ihn noch fühlen konnte, habe ich ihm mehrmals gesagt: „Ich lebe viel zu gerne und denke im Traum noch nicht daran, mich jetzt schon zu verabschieden. Außerdem werde ich noch gebraucht. Schließlich habe ich eine Familie. So etwas wie dich braucht kein Mensch, also verschwinde – und zwar ohne mich. Das ist ein Befehl!!!"

Dienstag, 23. November 2004

Magenbeschwerden quälen mich wie immer in der Woche nach der Chemotherapie. Auch das neue Medikament hilft nicht wirklich. Es brennt im Magen und der Modergeschmack ist fast unerträglich. Gegen diese Symptome entdecke ich die Heilerde. Ich esse ‚Heilerde ultra', löffelweise. Sie schmeckt nicht besonders und knirscht zwischen den Zähnen, aber sie neutralisiert wenigstens für kurze Zeit den ekelhaften Geschmack und ich bilde mir ein, sie hilft auch gegen das Brennen. Es gibt sie zwar auch als Kapseln, aber die wirken nur im Magen. Nehme ich das Pulver zusammen mit Wasser, gurgele damit und schlucke es in kleinen Portionen hinunter, so wirkt es vom Mund bis in den Magen, gegen Modergeschmack und Sodbrennen.

Etwa nach einer Woche lassen die Beschwerden dann nach und ich kann anfangen, wieder etwas normaler zu essen. Grießsuppe mit Ei, Haferbrei, Maisgrieß, Hirsebrei, Zwieback und Gemüsebrühe hängen mir buchstäblich zum Hals heraus. Ich möchte mal wieder etwas Frisches essen, Obst und Salat. Langsam probiere ich aus, was mein Magen wieder verträgt. Gedünsteten Fisch und gekochtes Geflügel koche ich jetzt. Spinat und Kartoffelpüree sind auch in Ordnung. Es geht wieder aufwärts.

Die Beschwerden mindern sehr deutlich die Lebensqualität und lassen auch die Stimmung darunter leiden. Jeden Tag rufen liebe Freunde an und fragen, wie es mir geht. Sie müssen sich in diesen Tagen mein ausgiebiges Gejammer anhören. Dann bedauern sie mich, was mir sehr gut tut. Diese Gespräche enden meist mit ein paar Frotzeleien, die den anderen und mir beweisen, dass ich trotzdem noch lachen kann und nachher geht es mir besser.

In diesen Tagen tut es besonders gut zu merken, wie viele Leute Anteil nehmen. Anfangs dachte ich, das Interesse würde allmählich nachlassen, aber das war nicht der Fall. Immer noch bekomme ich viele Anrufe und Besuche und über jeden einzelnen freue ich mich riesig. Wie schrecklich wäre es, wenn ich mit meinen manchmal doch recht trüben Gedanken hier säße und niemand mich aufmuntern würde. Wenn alle Krebspatienten solch ein positives Umfeld hätten wie ich, würden auch viel mehr von ihnen wieder gesund werden! Die Freundlichkeit und das

Interesse, das mir viele liebe Menschen entgegen bringen, sind mindestens genauso wichtig wie die gute medizinische Versorgung. Ich bin fest davon überzeugt, dass beides für den Heilungsprozess gleich wichtig ist.

Brief an Anja
Holler, 29. November 2004

Liebe Anja,
vielen herzlichen Dank für die netten Geburtstagsgrüße. Ich habe mich über alles sehr gefreut. Mein Geburtstag war in diesem Jahr einfach ganz besonders toll. An dem Tag selber kamen einige Leute spontan zum Gratulieren vorbei und viele haben angerufen, sogar mehr als sonst. Drei Päckchen und mehrere Karten kamen. Es war ganz große Klasse.

Ansonsten habe ich diesen Tag mit Vorbereitungen verbracht. Schließlich hatte ich ja für den Tag darauf jede Menge Leute eingeladen. Es ging darum, für 13 Erwachsene und 6 Kinder ein 5-Gänge-Menü zu kochen. Zuerst sollte es einen Feldsalat mit blauen Trauben und Käsewürfeln geben, danach eine mit Camembert-Zwiebel-Masse überbackene Birnenhälfte mit Preiselbeer-Garnitur. Der dritte Gang machte die meiste Arbeit. Acht Liter Kürbissuppe habe ich gekocht. Sie sollte mit gerösteten Kürbiskernen und einem Klecks geschlagener Sahne in der Mitte serviert werden. Auf die schmelzende Sahne kam dann noch ein wenig ganz fein geraffelte rote Beete und etwas Kresse. Das sah toll aus. Als Hauptgericht gab es Flammkuchen mit hauchdünnem Hefeteig, Schmandmasse, Zwiebeln, Schinkenwürfeln und Camembertstreifen. Alle waren pappsatt, aber zum Nachtisch konnte dann doch keiner nein sagen zum fruchtigen Sauerrahm-Dessert. Alles hat prima geklappt und gut geschmeckt.

Natürlich haben wir keinen Tisch für 13 Personen. Auch das Wohnzimmer ist etwas zu eng. Unsere Couch musste zu den Nachbarn in die Garage und deren Esstisch mitsamt Stühlen zu uns. Die zwei großen Tische ergaben dann eine ausreichend lange Tafel. Von einer Freundin ausgeliehene Betttücher dienten als Tischwäsche. Außerdem hatte ich zwei wunderschöne Lichterketten mit je 20 Lichtern gebastelt. Jedes Licht bekam ein kleines Lampenschirmchen aus Transparentpapier in Creme und Gold. Die fertige Kette habe ich zusammen mit einer künstlichen Efeuranke locker auf cremefarbenem Organzastoff befestigt. Diese beiden Lichterketten lagen in der Mitte der Tische und sorgten für ein gemütliches Licht. Außerdem hatte ich für jeden Gast ein Tischset gebastelt. Ein Laminiergerät hat mir dabei gute Dienste geleistet. Die Buchstaben jedes Namens habe ich aus Goldfolie ausgeschnitten und in eine DIN A3-Laminierfolie gelegt, ein paar goldene Streusterne und goldenen Dekosand dazugestreut und die Folie durch das Gerät geschickt. So entstanden durchsichtige Sets. Auf die weiße Tischdecke gelegt, sah man dann nur noch den jeweiligen Namen und die Sterne. Zur Feier des Tages kam dann auch noch das gute Rosenthal-Service von meiner Mutter auf den Tisch. Es hat eine ganz einfache Form und ein schlichtes Rosenmuster in grau und rosa sowie einen Goldrand. Goldfarbene Servietten, raffiniert gefaltet, rundeten die Sache dann noch ab. Auf jedem Tisch platzierte ich eine Auswahl Gläser, sowie eine Weinflasche und eine Wasserkaraffe. Ich will mich ja nicht selber loben, aber es sah einfach toll aus.

Meine Freundin Katja aus Mettmann, die mit ihrer Familie zu Besuch war, hat mir tatkräftig geholfen. So verging der Samstag bis zum Eintreffen der ersten Gäste locker und stressfrei. Der Abend war herrlich. Da das Essen gut vorbereitet war hatte ich genug Zeit, mit allen zu reden und zu lachen. Ich glaube, es hat allen gefallen. Gegen zwei

Uhr gingen die letzten Gäste und mit Hilfe von Katja und Kai war schnell das schlimmste Chaos beseitigt.

Um halb drei war ich im Bett und leider um sieben wieder wach. Alle anderen schliefen noch und so bin ich ganz allein zum Walken losgezogen. Das war nach dem guten Essen vom Vorabend genau das Richtige.

Das alles hätte ich längst nicht so gut geschafft, wenn ich mich nicht von der letzten Chemo so gut erholt hätte. Im Moment hänge ich dafür ziemlich durch, denn zwei Tage nach dem großen Fest war die nächste Chemo fällig, die erste von der neuen Sorte. Die ersten Tage danach waren noch wunderbar, aber am fünften Tag kam der große Absturz. Ich habe nur noch völlig erledigt auf der Couch gelegen, mit Modergeschmack im Mund und Depri-Stimmung. Mein Geschmackssinn hat mich völlig verlassen. Ich konnte gerade noch unterscheiden, ob ich etwas Warmes oder Kaltes im Mund habe. Bestenfalls schmeckte das Essen nach gar nichts, meist aber irgendwie eklig. Um nicht ganz nutzlos zu sein, stricke ich wenigstens Socken. Für die Familie zu kochen fällt mir äußerst schwer, weil ich selbst so gar keinen Appetit habe. Außerdem kann ich für guten Geschmack nicht garantieren, weil ich ja nichts abschmecken kann. Am Wochenende hat Volker das Kochen übernommen und sogar einen Kuchen gebacken. Für heute werde ich mal sehen, was die Kühltruhe so hergibt. Heute ist allerdings schon der achte Tag nach der „Dröhnung". Langsam geht es wieder aufwärts. Nur noch drei Mal, dann habe ich die Chemo geschafft.

An den Tagen, wo es mir nicht so gut geht, sinkt auch oft die Stimmung in den Keller. Ich will einfach nicht schlapp herumhängen. Es ärgert mich, wenn ich nicht so kann wie ich gern möchte. Ich selbst habe da das geringste Verständnis für meine momentane Schwäche. Sie ist mir lästig und ich muss aufpassen, dass ich mir nicht zu viel zumute. Volker bremst mich dann immer. Heute hat er mir unter Androhung schlimmster Strafen verboten, einen Großeinkauf zu machen. „Wehe, ich komme nachher nach Hause und finde etwas im Kühlschrank, was da gestern noch nicht war, dann...!" So sitze ich also hier vor dem Computer, zur Untätigkeit verurteilt und komme endlich dazu, dir zu schreiben.

Die Rezepte von dir habe ich noch nicht ausprobiert, werde es aber bald tun. Im Austausch schicke ich dir ein paar von meinen neuen Lieblingsrezepten. Vielleicht magst du auch mal Kürbissuppe kochen. Das Rezept drucke ich für dich aus.

Den Kindern habe ich versprochen, dieses Jahr mal ein Pfefferkuchenhaus selbst herzustellen, mit all den Süßigkeiten und dem ach so gesunden Zuckerguss. Das ist bestimmt viel Arbeit, macht aber sicher auch Spaß.

So, nun wünsche ich euch allen eine schöne und ruhige Adventszeit. Vor den Feiertagen melde ich mich noch einmal.

Ganz, ganz liebe Grüße
Kerstin

Dienstag, 30. November 2004

Vier volle Monate bin ich jetzt schon krank zu Hause. Ich muss ja zugeben: obwohl ich gerne zur Arbeit gehe, vermisse ich sie nicht. Vielleicht liegt es daran, dass diese Freizeitphase zeitlich begrenzt ist. Ich weiß ja, dass ich im Sommer wieder zu arbeiten anfangen werde. Die freie Zeit möchte ich sinnvoll für mich nutzen. Sinnvoll heißt: Ich möchte diese Zeit genießen und Dinge tun, die mir Spaß machen. Das müssen keine großartigen Unternehmungen sein. Allein die Tatsache, dass ich spontan entscheiden kann, was ich jetzt tun möchte, ist Luxus. Das können auch ganz alltägliche Dinge sein, wie Brot backen, walken gehen oder Socken stricken. Hauptsache ist, dass keine Notwendigkeit dahinter steht und ich es nur tue, weil ich es gerade will.

Besonders wertvoll sind für mich die vielen Stunden, die ich ganz allein zu Hause verbringen kann. Das Haus ist ruhig, keiner ruft nach mir, keiner streitet. Ich kann bei meiner täglichen Arbeit ganz in Ruhe meinen Gedanken nachhängen oder Musik hören. Keinen stört es, wenn ich lauthals singe. Oftmals träume ich mich irgendwo hin oder führe in Gedanken Gespräche mit bestimmten Personen. Dabei kommen mir die unterschiedlichsten Einfälle zu allen möglichen Themen. Manchmal sind ein paar verrückte Ideen dabei, die ich weiterspinne, bis ich schließlich über mich selbst lachen muss. Klingt verrückt, oder? Aber, warum sollte man nicht mal seinen Träumereien nachgeben? Man schadet doch niemandem, wenn man eine fixe Idee weiterdenkt. Die Hauptsache ist doch, dass man im wirklichen Leben mit beiden Beinen auf dem Boden steht und weiß, was man schaffen kann und wovon man die Finger besser lassen sollte. Ich glaube, dass mir das gelingt und ich lebe deshalb sehr zufrieden in und mit meiner Familie.

Morgens, wenn alle aus dem Haus sind, genieße ich erst einmal die Ruhe. Wenn ich mich dazu in der Lage fühle, mache ich mich meist auf den Weg zum Trimm-dich-Pfad, um dort meine Walkingrunden zu drehen. Egal wie das Wetter ist, die frische Luft und die Bewegung tun mir einfach gut. Auf dem Weg dorthin fahre ich bei Christians Pferden vorbei. Sie freuen sich, mich zu sehen. Schließlich bringe ich immer etwas zum Naschen mit, Karotten, Äpfel oder trockenes Brot. Kaum steige ich aus dem Auto, kommen sie schon angerannt. Lina und ich haben unter den zahlreichen Apfelbäumen der Umgebung jede Menge Äpfel gesammelt. Die lagern jetzt in großen Kartons im Carport und warten darauf, an Lara und Othello verfüttert zu werden.

Nach dem walken frühstücke ich gemütlich und gehe duschen. Oft ist es halb Elf, ehe ich anfange etwas Produktives zu tun, macht das was?

Samstag, 11. Dezember 2004

Es geht mir ganz gut. Allerdings merke ich eine deutliche Verschlechterung meines Allgemeinbefindens. Das neue Medikament belastet mich wesentlich mehr als die beiden vorherigen.

Mein Geschmacksempfinden ist immer noch etwas vermindert, auch mein Magen verträgt nicht alles. Das ganze Verdauungssystem scheint angegriffen zu sein. Die angekündigten heftigen Durchfälle sind zwar zum Glück ausgeblieben, dafür ist das Gegenteil der Fall. Oft habe ich einen aufgeblähten Bauch, so rund, als wäre ich schwanger. Auch die Nasen- und Mundschleimhaut sind stark in Mitleidenschaft gezogen. Sehr oft bekomme ich aus heiterem Himmel Nasenbluten und wenn ich morgens aufwache, ist mein Mund so ausgedörrt, dass es schon fast weh tut. Ohne etwas Wasser im Mund kann ich dann kaum schlucken und die Zunge fühlt sich an, als wäre sie so dick wie die Tageszeitung. Dafür ist der Modergeschmack inzwischen fast weg und der unangenehme Druck in den Fingerspitzen sogar ganz verschwunden. Das war ziemlich furchtbar. Dr. Beyer sprach von Problemen mit den Fingernägeln. Darunter stellte ich mir vor, dass sie vielleicht brüchig würden, oder aufhörten zu wachsen. Weit gefehlt. So einfach kam ich nicht davon. Ich konnte nichts mehr schmerzfrei anfassen. Jede Berührung der Fingerspitzen mit irgendwelchen Gegenständen vermittelte mir ein solches Druckgefühl, dass ich meinte, die Fingernägel würden gleich abplatzen. Socken anzuziehen oder den Reißverschluss der Hose zu schließen wurde zu ziemlich schmerzhaften Aktionen. Zum Glück dauerte das nur wenige Tage. Die unangenehmsten Nebenwirkungen waren allerdings der tagelang anhaltende Modergeschmack im Mund und der totale Verlust des Geschmacksempfindens. Es graust mir vor dem nächsten Mal.

Übermorgen ist der nächste Chemotermin. Ich glaube, dieses Mal werde ich erst ein wenig jammern. Vielleicht scheine ich dem netten Dr. Beyer immer derart fit, dass er mir ohne Weiteres zutraut, so heftige Dosierungen locker zu verkraften. Vielleicht lässt er sich ja erweichen, etwas zu reduzieren. Hoffen wir das Beste. Nur noch drei Mal Chemo. Über die Hälfte ist schon geschafft.

Etwas Erfreuliches gibt es aber doch über das neue Medikament zu sagen. Es scheint keinen Haarausfall zu verursachen. Zwar gibt es bei mir keine Haare mehr, die ausfallen könnten, aber dafür wächst auf meinem Kopf ein neuer, zarter Flaum wie bei einem Baby. Auch die Augenbrauen kommen wieder und die Haare an diversen anderen Stellen. Überall wo es wächst und sprießt, da juckt und piekst es auch. Morgens und Abends stehe ich vor dem Spiegel und streiche mit der Hand über meinen Kopf. Da wachsen wieder Haare, dünn und weich zwar, aber trotzdem richtige Haare. Natürlich bin ich von einer Frisur noch weit entfernt, aber allein die Tatsache, dass ich das Thema Haarlosigkeit bald abhaken kann, ist ein großer Schritt nach vorn. Er ist der erste von vielen, die mich wieder in mein normales Leben zurückführen.

Für den Rest des heutigen Tages werde ich nicht mehr

an übermorgen denken. Wir sind eingeladen. Christian feiert groß seinen Geburtstag. Diesen Abend will ich einfach nur genießen. Diesmal brauche ich nichts zu planen und nichts zu organisieren, wie das bei meinem eigenen Geburtstag vor drei Wochen war. Heute gehe ich einfach nur mit dem Vorsatz hin, meinen Spaß zu haben. Morgen werde ich ausschlafen und nicht auf die Piste gehen.

Am Nachmittag kommen dann Volkers Geschwister zum Adventskaffee. Dazu lade ich sie jedes Jahr ein und es wird immer sehr schön. Zwei Kuchen habe ich heute schon gebacken. Morgen mache ich noch zwei Bleche Flammkuchen, da die Illenseers nicht so große Kuchenesser sind. Sie essen lieber herzhaft. Tolle Tischdekoration passend zu meinem weiß-blauen Geschirr habe ich gebastelt. Es wird nicht ganz so vornehm wie an meinem Geburtstag, aber sicher doch sehr ansehnlich.

Sonntag, 12. Dezember 2004

Fast sieben Jahre arbeite ich jetzt schon bei Martin und Ulla. Einige Patienten behandle ich regelmäßig, seit ich dort angefangen habe. Während einer so langen Zeit lernt man sich ziemlich gut kennen und hat teilweise ein recht persönliches Verhältnis zueinander.

Diese Patienten lassen mir oft durch Ulla Grüße bestellen oder fragen, ob sie mich mal anrufen dürfen. Über solche Anrufe freue ich mich sehr. Darunter sind Patientinnen, die selbst Brustkrebs hatten und zu mir zur Lymphdrainage kommen. Alle sagen mir, dass sie wieder zu mir kommen, sobald ich zu arbeiten beginne. Ich soll mir aber genügend Zeit nehmen, um auch ganz gesund zu werden. „Mein Mann und ich vermissen Sie", sagt eine Patientin. Sie weiß sogar meinen Geburtstag und ruft an, um zu gratulieren. Ich weiß dieses Interesse von Seiten meiner Patienten sehr zu schätzen und es tut mir gut. Sicher erleichtert es mir auch den Wiedereinstieg im nächsten Sommer.

In meiner Situation kann man sich glücklich preisen, so eine Arbeitsstelle mit solchen Chefs, solchen Kollegen und solchen Patienten zu haben. Martin und Ulla haben mir zum Geburtstag ein herrliches Adventsgesteck per Fleurop geschickt und auch noch angerufen. Schon zwei Mal war ich in der Praxis und Ulla und ich haben gemütlich zusammen gefrühstückt. Vor ein paar Tagen war sie zum Frühstück hier und wir haben ausgiebig gequatscht. Bei der Gelegenheit brachte sie auch noch ein Geburtstagsgeschenk von meinen Kolleginnen mit.

Wenn ich bis jetzt die Arbeit zwar noch nicht vermisse, so werde ich doch mit Freude wieder hingehen, wenn es so weit ist. Dieses Verständnis und Mitgefühl von Seiten der Arbeitgeber kann ich allen Krebskranken nur wünschen. So viel Menschlichkeit ist in der Anonymität der heutigen Arbeitswelt sicher eine Seltenheit.

Montag, 13. Dezember 2004

Kurz nach Acht steht mein Taxi vor der Tür. Um Neun muss ich in der onkologischen Praxis sein.

Die nette Frau Wetter legt mir den Zugang und nimmt Blut ab. Diesmal sticht sie mich irgendwo am Handgelenk. Die Vene in der linken Ellenbeuge, die wir sonst immer nehmen, ist schon sehr verhärtet. Derweil jammere ich ihr etwas vor über die Beschwerden, die der Therapieumstellung folgten. „Dann gehen Sie jetzt erst mal zum Doktor rein", bestimmt sie. Sie ist zuversichtlich, dass er sich etwas einfallen lässt. Gesagt, getan. Ich melde mich vorne an und Dr. Beyer ruft mich fast sofort auf. „Mit diesem Medikament kriegen Sie mich jetzt klein", sage ich zu ihm. „Das ist aber nicht in meinem Sinne", entgegnet er mir. Ausgiebig schildere ich ihm alle aufgetretenen Beschwerden. Er meint: „Das ist alles typisch für dieses Medikament. Wenn die Nebenwirkungen dieses Mal schon so deutlich waren, können wir damit rechnen, dass sie beim nächsten Mal noch heftiger sein werden. Ich schlage Ihnen deshalb vor, die Therapie erneut umzustellen auf ein Alternativmedikament. Das ist allgemein besser verträglich, kann aber in ein paar Tagen Muskel- und Gliederschmerzen verursachen, wie bei einer starken Grippe. Falls das passiert, rufen Sie an, dann bekommen Sie ein Schmerzmittel." Wie schon zu Beginn der Therapie, formuliert er das als Vorschlag. Die Entscheidung, ob ich darauf eingehe, liegt ganz bei mir. Niemals gebraucht er Worte wie: „Das muss jetzt so oder so gemacht werden." Ich habe immer das Gefühl, als Patientin gefragt und nicht fremdbestimmt zu werden. Für den Vorschlag heute bin ich sehr dankbar und gehe gern darauf ein. Er geht selbst mit mir zurück in die Tagesklinik, um die Änderung mit Frau Wetter zu besprechen. Der einzige Nachteil ist, dass diese neue Infusion fast drei Stunden brauchen wird, um durchzulaufen. Das ist mir in diesem Fall egal. Meine Laborwerte könnten nicht besser sein, also legen wir sofort mit der Therapie los. In der Begleitmedikation ist diesmal auch ein Antiallergikum enthalten, um allergischen Reaktionen vorzubeugen und das macht müde, sehr müde sogar. Frau Wetter bringt mir eine kuschelige Decke und ich schlafe wie im Koma fast zwei Stunden lang. Danach mache ich ein kleines Picknick. Beim letzten Mal bin ich hier fast verhungert. Heute habe ich ein Butterbrot dabei. Frau Wetter ist wirklich ein Schatz, immer gut gelaunt findet sie stets Zeit für ein kleines Schwätzchen. Heute unterhalten wir uns ausgiebig über Bücher, denn wir lesen beide gerne. Beim letzten Mal drehte sich unser Gespräch ums Sockenstricken und ich habe ihr dann die

Anleitung für eine besonders einfache Ferse in die Praxis gefaxt.

Gegen halb Drei am Nachmittag bin ich wieder zu Hause, müde, schlapp und frierend. Es gibt nur ein Brot und dann ein Schläfchen auf der Couch. Die Kinder machen ihre Hausaufgaben und gehen dann ihrer Wege. Es ist angenehm ruhig im Haus, nur die Katze leistet mir Gesellschaft. Sie liegt auf meinen Beinen und ich muss sie immer wieder daran hindern, über die Tastatur des Computers zu spazieren. Vielleicht lässt sie sich ja gleich auf der Couch nieder.

Gedanken zur Krebskrankheit

Besonders erschreckend an meinen Aufenthalten in der onkologischen Praxis finde ich die Tatsache, dass ich bei Weitem nicht die jüngste Patientin bin. Auch deutlich jüngere Menschen holen sich hier ihre Chemos ab.

Ich spreche mit Frau Wetter darüber. Sie sagt, dass die Anzahl der Patienten stetig zunimmt. Vor zehn Jahren kam die Praxis mit zwei Ärzten und einer Krankenschwester aus. Heute sind es vier Ärzte und etliche Arzthelferinnen, Krankenschwestern und MTA's. Auch die Altersgrenze der Patienten sinkt. Vor kurzem erzählte mir eine Radiologin, dass sie bei einer sechzehnjährigen Patientin Brustkrebs diagnostiziert hätte. Sechzehn, nicht Sechzig! Ist das nicht erschreckend? Woher kommt das? Was ist der Grund dafür? Leben wir zu ungesund oder ist der Stressfaktor dafür verantwortlich? Wie groß ist die Rolle, die unsere Umwelt dabei spielt, die Schadstoff- und Strahlenbelastung? In großen Teilen der Welt sterben die Menschen, weil sie kein sauberes Trinkwasser haben, nicht ausreichend ernährt sind oder keine medizinische Versorgung erhalten. Dies alles sind für uns Selbstverständlichkeiten, über die wir uns keine Gedanken machen müssen. Wir leben in einer hochzivilisierten, hochtechnisierten Gesellschaft und müssen dafür unseren Preis zahlen. Der Luxus und all die Bequemlichkeiten, auf die keiner von uns mehr verzichten will, sind nicht umsonst zu haben. Fast jeder fährt Auto, besitzt ein Handy, eine Mikrowelle, ein schnurloses Telefon oder andere Dinge, von denen man noch nicht mit Sicherheit sagen kann, ob sie nicht doch negativen Einfluss auf unsere Gesundheit haben. Manch einer freut sich auch über die frischen Erdbeeren, um nur ein Beispiel zu nennen, die irgendwo in der Welt mit viel Aufwand und jeder Menge Chemie erzeugt und umständlich zu uns transportiert werden, damit wir verwöhnten Verbraucher sie zu einer ungewöhnlichen und unnatürlichen Jahreszeit essen können. Gesund ist das alles sicher nicht.

Wo führt das noch hin, wenn immer mehr und immer jüngere Menschen an Krebs erkranken? Wenn ich auf der Apothekenquittung nachschaue, was meine Medikamente kosten, wird mir auch schon ohne Chemo schlecht. Die billigste meiner Chemos kostet etwa 1000 Euro, die teuerste knapp 2500 Euro. Das sind aber bei weitem noch nicht die teuersten, die es gibt. Mich würde interessieren, welchen Wert die gesamten Medikamente haben, die täglich in dieser Praxis verabreicht werden. Rechne ich zu meinen Medikamenten noch die sonstigen Kosten hinzu, wie Krankengeld, Taxifahrten, Perücke und die Kosten der sechswöchigen Lohnfortzahlung, die mein Arbeitgeber leisten muss, so kommt ein hübsches Sümmchen zusammen.

Verglichen damit ist der Eigenanteil, den ich zahlen muss, zwar lächerlich gering, für mich aber deutlich zu spüren. Dazu kommen noch die Präparate, die ich von mir aus einnehme. Das sind Eisen, Selen, Folsäure und diverse Vitamine. Mein Hausarzt kann mir dazu nur raten, aber nichts verschreiben. Die Krankheit ist also auch für mich eine teure Geschichte. Seit dem 15. Oktober beziehe ich nur noch Krankengeld. Das sind 90 Prozent vom letzten Nettogehalt. Die vielen Überstunden, die ich normalerweise jeden Monat mache und auch bezahlt bekomme, interessieren bei der Berechnung von Krankengeld natürlich nicht. Für uns bedeutet das einen herben Einkommensverlust. Auch hat es lange gedauert, bis die erste Zahlung des Krankengeldes eintraf. Gehalt bekam ich bis zum 14. Oktober, das erste Krankengeld war aber erst am 26. November auf dem Konto. Aber auch dieses Problem werden wir irgendwie in den Griff bekommen. Zum Glück bin ich ja „nur" der Zweitverdiener der Familie.

Für den größten Notfall hat Tante Maria uns Hilfe angeboten. Natürlich möchten wir das möglichst nicht in Anspruch nehmen, aber es ist ein beruhigendes Gefühl, so einen Rettungsanker zu haben. Denn wenn man sich zu den Sorgen um die Gesundheit auch noch welche um die Finanzen machen muss, trägt das sicher wenig zum Gesundwerden bei.

Wenn ich im nächsten Sommer wieder anfange zu arbeiten, werde ich bestimmt nicht gleich das volle Programm fahren. Vielleicht geht es ja mit weniger Überstunden. Auch die Nordic-Walking-Kurse, die ich nebenberuflich noch gehalten habe, werde ich nicht wieder aufnehmen. Damit habe ich mir einfach zuviel zugemutet. Sicher hat es Spaß gemacht, aber es war eine große zeitliche Belastung und familienorganisatorisch nicht immer ganz einfach, obwohl mich Volker voll und ganz unterstützt hat. Auf gesunde Ernährung habe ich eigentlich schon immer geachtet und werde das auch weiter tun. Wir essen viel Obst, Salat und Gemüse, was die Kinder nicht so „cool" finden. Auch backe ich sämtliches Brot selber, aus selbst gemahlenem Mehl, versteht sich. Wollen wir hoffen, dass weniger Stress, gesunde Ernährung und viel Bewegung auf dem Trimm-dich-Pfad ausreichen, um in Zukunft gesund zu bleiben.

Dienstag, 14. Dezember 2004

Ich schlafe zwar nur mittelmäßig, bin aber morgens fit. Also kann ich walken gehen. Es klappt auch prima und tut mir – wie immer – gut.

Etwas skeptisch beobachte ich die Reaktionen meines Körpers auf das neue Medikament. Im Moment bin ich fit, aber beim letzten Mal kam der Absturz ja auch erst am fünften Tag. Also nutze ich am besten jeden Tag, an dem es mir gut geht und mache mir keine Gedanken über das, was kommen könnte. Wenn es dann so weit sein sollte, kann ich mich immer noch darüber ärgern.

Ganz erstaunlich finde ich, wie gut mein Körper all dieses Gift bisher verkraftet hat. Ich habe eigentlich nur wenige schlechte Tage und erhole mich immer wieder sehr schnell. Absolut fest überzeugt bin ich davon, dass mir meine seit Beginn des Jahres erworbene körperliche Fitness dabei sehr zu Gute kommt. Wäre ich noch dick und rund, asthmatisch und unbeweglich, würde ich sicher viel mehr durchhängen.

Morgens allein durch den Wald zu marschieren ist aber nicht nur für den Körper gut, nein ich tanke richtig dabei auf. Das gibt mir Energie für den ganzen Tag. Der Wald ist bei jedem Wetter schön. Bei Regen riecht er besonders gut. Mit Raureif überzogen sieht er aus wie im Märchen, bei Nebel etwas geheimnisvoll. Besonders schön ist er aber, wenn die ersten Sonnenstrahlen durch die jetzt kahlen Baumkronen fallen und helle Flecken auf den Waldboden malen. Viel Spaß machen mir auch die vielen Eichhörnchen. Ich kenne schon genau das Geräusch ihrer Krallen an den Baumstämmen. Manchmal jagen sich zwei von ihnen einen Baum hinauf, immer rund um den Stamm, oder eines huscht vor mir über den Weg, um gleich darauf den nächsten Baum hinaufzusausen. Sie sind unglaublich flink. Ab und zu fällt genau neben mir ein abgenagter Tannenzapfen zu Boden und ich werde das Gefühl nicht los, so ein rotbraunes Kerlchen mit Puschelschwanz hätte damit genau auf mich gezielt und sitzt jetzt dort oben auf seinem Ast und lacht. Bei der letzten Runde nehme ich immer den Weg am Bach entlang. Der ist besonders schön. Im Sommer kann man hier die Forellen beobachten, wenn man sich leise anschleicht. Manchmal fließt er ganz ruhig und ein anderes Mal, wenn es viel geregnet hat und er viel Wasser führt, ist er richtig wild. Jetzt hängen überall an den Wurzeln, die in den Bach hineinreichen, kleine Eiszapfen. So sehe ich jeden Tag etwas Neues auf meinen doch immer gleichen Runden durch den Wald.

Mittwoch, 15. Dezember 2004

Es geht mir gut!!! Aufstehen, anziehen, Frühstück für die Familie machen, alle aus dem Haus scheuchen und dann ab auf die Piste. Nach Dusche und Frühstück fahre ich einkaufen. Bis ich meinen Einkauf in den Schränken verstaut und außerdem noch gekocht habe, sind die Kinder schon wieder zu Hause. Der Vormittag geht viel zu schnell vorbei.

Ich telefoniere mit Frau Dr. Wüst im Krankenhaus in Düsseldorf. Sie bestellt mich für den 6. Januar zu sich, um den weiteren Verlauf der Behandlung zu besprechen und einen OP-Termin zu vereinbaren. Die nächste Chemo bekomme ich allerdings am 3. Januar. Hoffentlich bin ich dann am 6. fit genug, um allein nach Düsseldorf zu fahren. Gern würde ich allein fahren, um in Mettmann ein paar Besuche zu machen. Schließlich habe ich dazu selten Gelegenheit.

Nach dem Mittagessen bin ich ziemlich erledigt und sinke erleichtert auf die Couch. Keine fünf Minuten später kommt Besuch, netter Besuch. Also koche ich Tee und serviere Kekse, statt zu schlafen. Eine halbe Stunde später brechen alle auf. Der Besuch muss weiter, Lina und ihre Freundin Svenja werden zu einer Weihnachtsfeier abgeholt und Frederik wird von Simone zum Tischtennistraining mitgenommen. Ich beseitige die Krümel und krieche wieder unter die Decke. Im gleichen Moment holt mich ein Anruf zurück auf die Füße. Ich muss schnell etwas erledigen. Danach ist das Tischtennistraining zu Ende und ich bin mit dem Abholen dran. Aus meinem Schläfchen wird wohl heute nichts. Kaum wieder zu Hause, geht plötzlich nichts mehr. Ich kann mich kaum noch auf den Beinen halten. Auf der Couch liegend habe ich das Gefühl, ich befände mich im freien Fall. Im Halbschlaf bekomme ich mit, wie Frederik seine Hausaufgaben erledigt und dann zum Spielen zu Steffen geht. Irgendwann taucht Volker auf und ich komme langsam wieder zu mir. Der Schlaf hat gut getan. Volker serviert mir einen heißen Tee und übernimmt das Kommando: „Du bleibst liegen. Lass mich nur machen." Gegen Abend bin ich dann wieder flott und kann selbst kommandieren.

Freitag, 17. Dezember 2004

Da sind sie nun wirklich, die Gelenk- und Gliederschmerzen, die Dr. Beyer mir angekündigt hat. Eigentlich hatte ich gehofft, sie würden mich verschonen. Ich glaube immer erst, dass bestimmte Nebenwirkungen bei mir auftreten, wenn ich sie spüre.

Anfangs hatte ich mir aus der Bibliothek ein paar Bücher über Chemotherapie ausgeliehen. So schnell wie möglich habe ich sie auch wieder zurückgebracht. Diese Bücher waren eine Auflistung aller möglichen Nebenwirkungen, sehr detailreich beschrieben. Wer bis zu diesem Zeitpunkt keine Angst vor der Chemotherapie hat, bekommt sie ganz bestimmt während der Lektüre solcher Bücher. So etwas tue ich mir nicht noch mal an. Wenn ich mich vorher schon verrückt mache, wie ich vielleicht leiden könnte, dann wird das bestimmt auch eintreffen. Trotzdem will ich diese Bücher nicht verteufeln. Sie bieten auch Vorschläge an, wie man mit diversen Nebenwirkungen umgehen kann, um sie zu mildern. Es ist sicher sinnvoll dort nachzuschlagen, wenn ein bestimmtes Problem auftritt. Von Christina habe ich zum Beispiel ein Kochbuch bekommen, das mir gute Ideen geliefert hat, meine Magenbeschwerden in den Griff zu bekommen.

Nun, mir tut jetzt jedenfalls alles weh. Ich schlucke Schmerztabletten und schleiche greisenartig durchs Haus. Trotz warmer Kleidung und gut geheizter Räume friere ich ständig, wie bei einer Grippe. Was soll's?! Das wird vorübergehen. Mit einem guten Buch, ruhiger Musik und einer kuscheligen Decke verziehe ich mich auf die Couch. Das ist eigentlich ganz gemütlich. Der Modergeschmack ist diesmal nicht ganz so extrem und lässt sich besser aushalten. Trotzdem merke ich, dass mein Magen wieder arg in Mitleidenschaft gezogen ist – er schmerzt. In ein paar Tagen wird es mir wieder besser gehen. Nur noch zwei Chemos, dann ist es geschafft.

Meine Freundin Petra macht mir ein großes Kompliment. Sie sagt: „Krebs war bisher etwas ganz Schreckliches für mich. Ich habe aber auch immer nur alte Menschen daran leiden und sterben sehen. Du zeigst mir gerade, dass man trotz Krebs gut leben und zuversichtlich sein kann. Damit hast du mir den Schrecken davor genommen." Ist das nicht toll? Ganz glücklich bin ich über diese Sätze. Seit ich krank bin, bekomme ich sehr viel Anteilnahme, Mitgefühl und Zuversicht von anderen Menschen vermittelt, was ich dankbar annehme. Jetzt erfahre ich, dass ich auch anderen, allein durch meine Einstellung zu dieser Krankheit, etwas Positives zurückgeben kann.

Die Krankheit hat nicht nur Negatives für mich. Sie ist das STOP-Signal meines Körpers, nicht so durchs Leben zu hetzen. Sie verschafft mir eine Verschnaufpause und die Gelegenheit, meinen Alltag für die Zukunft zu überdenken und neu zu organisieren. Sie vertieft deutlich das Verhältnis zu vielen Menschen, die mir wertvoll sind. In einem Fall hat sie mir auch gezeigt, dass ich mich in einer Freundin geirrt hatte. Dieser Kontakt besteht jetzt nicht mehr. In solchen Situationen sieht man, auf wen man sich verlassen kann. Auf viele gute Gespräche mit den unterschiedlichsten Menschen blicke ich gerne zurück. Das alles sind Erfahrungen, die ich nicht mehr missen möchte, die ich aber nur machen konnte, weil ich krank geworden bin.

Es klingt fast so, als wäre ich froh, krank geworden zu sein. Weit gefehlt! Natürlich hätte ich viel lieber ohne diese Diagnose weitergelebt. Wenn es aber schon so sein muss, dann will ich wenigstens versuchen, einen positiven Nutzen für mich daraus zu ziehen. Das scheint mir auch zu gelingen. Ich habe das Gefühl, jetzt viel intensiver zu leben als vorher. So ergibt es sich, dass diese Krankheit mir sogar sinnvoll erscheint.
Vor einer halben Stunde war ich mir dieser Gedankengänge noch gar nicht so bewusst. Erst die Schreiberei hat sie mir richtig klar werden lassen. Wenn ich mir die beiden letzten Abschnitte durchlese, bin ich richtig glücklich über meine Erkenntnisse. Ich habe jede Menge Chancen auf ein glückliches Leben und ich werde sie nutzen. Alles wird gut!

Samstag, 18. Dezember 2004

Den heutigen Tag verbringe ich auf der Couch. Gegen die Gliederschmerzen nehme ich weiterhin Schmerzmittel, kann mich aber trotzdem kaum bewegen. Außerdem bin ich ziemlich fertig und schlafe viel. Meine Familie ist äußerst rücksichtsvoll. Alle meine Wünsche nach Tee oder warmen Decken werden prompt und liebevoll erfüllt. So lässt sich dieser unerfreuliche Zustand eigentlich ganz gut ertragen.

Abends versammeln wir uns dann alle auf der Couch und sehen zusammen einen Film an. Danach liest Volker bei Kerzenschein und leiser Musik noch lange aus einem Buch mit weihnachtlichen Geschichten vor, das Christina uns geschickt hat. Es ist die pure Familienidylle und ich genieße sie.

Sonntag, 19. Dezember 2004

Lina wird in den nächsten Tagen 12, Frederik bald 10 Jahre alt. Sie haben also schon Verstand genug, um sich über meine Krankheit Gedanken zu machen. Sie wissen auch, dass meine Mutter an Krebs gestorben ist.

Von Anfang an haben wir uns bemüht, all ihre Fragen ehrlich zu beantworten. Ich habe ihnen die Wirkungsweise der Chemotherapie erklärt, dass sie nämlich schnell wachsende Zellen, wie die Krebszellen, abtötet, dabei aber auch gesunde Zellen nicht verschont. Sie wissen jetzt, dass die gesunden Zellen in der Lage sind sich zu reparieren, den Krebszellen diese Fähigkeit jedoch fehlt. Eine gewisse Schadenfreude gegenüber den Krebszellen machte sich breit. Bei den Erklärungsversuchen war der Haarausfall nützlich und beruhigend. Für die Kinder war so deutlich sichtbar, dass die Chemo wirkt. Sicher ist es auch hilfreich für sie, dass wir nie ein Geheimnis aus dieser Krankheit gemacht haben. Sie können immer mit jedem darüber reden, mit uns oder auch mit ihren Freunden. Ich denke, Geheimniskrämerei um dieses Thema schafft Unsicherheit und Unsicherheit verursacht Ängste. Das ist unnötig.

Wie schon oft erwähnt, gibt es viele Menschen, die sich regelmäßig mit echter Anteilnahme nach mir erkundigen. Es gibt aber auch einige wenige Menschen, die mir gegenüberstehen, Belanglosigkeiten mit mir austauschen und es nicht fertig bringen, mich auf meine Krankheit anzusprechen, warum auch immer. Wissen möchten sie aber doch, was Sache ist. Sie nutzen dann die Gelegenheit, wenn sie zufällig unsere Kinder auf der Straße treffen oder im Auto mitnehmen, diese über mich auszufragen. Die beste Lösung wäre immer noch, mich selber oder Volker zu fragen. Wenn sie sich das nicht trauen, sollten sie es bei meinen Nachbarn, Freunden oder Bekannten versuchen. In so einem kleinen Dorf wie unserem sollte das kein Problem sein. Die Informationen aus unseren Kindern herausholen zu wollen, finde ich einfach geschmacklos.

Vor ein paar Wochen kam Frederik sehr nachdenklich vom Tischtennistraining und erzählte: „Der Timo hat mich heute gefragt, ob es stimmt, dass meine Mutter Brustkrebs hat." Ich möchte wissen, ob er sonst noch etwas gefragt hat. „Nein", war die Antwort. Timo ist ein Junge, mit dem Frederik sonst nie etwas zu tun hat, dessen Mutter mich aber kennt. Für ihn war das keine schöne Situation.

Mir selbst passiert es oft, dass ich die Krankengeschichten völlig fremder Menschen haarklein erzählt bekomme. Fast jeder kennt ja inzwischen jemanden, der krebskrank ist. So bekomme ich dann beschrieben, wie schrecklich schlecht es der Nachbarin, dem Schwiegervater, der Tante oder der Arbeitskollegin geht. Sicher denkt sich der Erzählende nichts dabei, aber mir ist das äußerst lästig. Die Krebskrankheit mir völlig fremder Menschen interessiert mich momentan einfach nicht. Es ist wenig aufbauend, so etwas zu hören. Komischerweise werden auch nur die schrecklichsten Krankheitsverläufe weitererzählt. Es sind doch auch schon Tausende Krebspatienten geheilt worden. Von denen redet niemand. Scheinbar findet das keiner der Rede wert. Ich muss auch nicht jedem von meiner Krankheit berichten, gerne rede ich über erfreulichere Dinge als Chemotherapie, Magenschmerzen, Appetitlosigkeit oder Modergeschmack. Beim nächsten Mal, wenn mir jemand so eine Geschichte auftischen will, sollte ich einfach den Mut finden, höflich zu sagen, dass ich das nicht hören möchte.

Donnerstag, 30. Dezember 2004

Zu früh gefreut habe ich mich über den neuen zarten Haarwuchs auf meinem Kopf, der nach der fünften Chemotherapie zu erkennen war. Meine zaghaft sprießenden Haare haben die erneute Therapieumstellung leider nicht überlebt und fallen jetzt alle wieder aus, schade. Soll ich das jetzt als einen Rückschritt bewerten? Nein, denn ich hatte mich ja sowieso auf mindestens ein halbes haarloses Jahr eingestellt. Klar wäre es schön gewesen, wenn sie eher wieder gewachsen wären, aber auf ein paar Wochen früher oder später kommt es mir nicht an. Hauptsache, sie kommen überhaupt wieder und das haben sie mir ja jetzt schon bewiesen.

Ich schaue auf ein paar sehr ruhige Weihnachtstage zurück. Heiligabend waren wir für uns, am ersten Feiertag bei Tante Maria in Mettmann und am zweiten Feiertag kam mein Vater zu uns und blieb bis gestern. Natürlich gab es reichlich leckeres Essen, aber die Waage zeigte danach deshalb nicht mehr an, worüber ich sehr froh bin. Silvester feiern wir mit Katja und Kai bei Simone und Peter. Christian kommt auch. Es gibt wie immer Raclette. Das machen alle gern, auch die Kinder, und es ist gemütlich. Ich freue mich schon auf diesen Abend.

Am Montag bekomme ich dann schon die vorletzte Chemo. Nach der Sechsten habe ich mich prima erholt. Die Gelenkschmerzen waren wesentlich besser zu ertragen als die zahlreichen Beschwerden nach der fünften Therapie. So sehe ich den letzten beiden Chemos mit mehr Gelassenheit entgegen. Nur noch zwei, das ist ja fast nichts mehr. Allerdings lassen sich diverse Veränderungen im Körper jetzt nicht mehr übersehen. Sehr oft habe ich ein unangenehmes, taubes Gefühl in den Zehen und den Fingerspitzen. Das ganze Verdauungssystem ist angegriffen. Der Magen verträgt nicht mehr alles und mein Darm ist außerordentlich träge geworden. So etwas kenne ich sonst nicht. Den Hormonhaushalt haben die Chemos scheinbar auch durcheinander gebracht. Ich hatte schon seit mehreren Wochen meine Tage nicht mehr. Hoffentlich reguliert sich das alles schnell wieder, wenn die Chemo erst vorüber ist. Das ist schon in einem Monat der Fall. Kaum glauben kann ich, dass dann der längste und wie ich annehme unangenehmste Teil der ganzen Behandlung schon abgeschlossen ist.

So langsam fange ich an, mich mit dem Thema Bestrahlung zu beschäftigen. Eine Broschüre darüber habe ich direkt bei meinem ersten Termin in der onkologischen Praxis mitgenommen, bisher aber nicht gelesen. Jetzt, wo ich über Chemotherapie nicht mehr nachdenken muss, habe ich den Kopf frei dafür. Zu Beginn meiner Krankheit schickte mir Christa, eine frühere Freundin meiner Mutter, eine Karte mit dem Spruch: „Gehe soweit dein Auge reicht und wenn du dort bist, siehst du weiter."

Diesen habe ich zu meinem Motto gemacht. Das Ende des ersten Wegstücks ist nun in Sicht und ich kann schauen, wie es weitergeht. Ich werde unruhig und kann es fast nicht erwarten, den nächsten Schritt in Richtung „Wieder gesund" zu machen. Der nächste Schritt ist die OP im Februar.

Dazu muss ich mich bei den Ärzten in Düsseldorf vorstellen. Den Termin dort habe ich auf Montag, den 10. Januar verschoben. Geplant ist, dass ich schon Sonntags nach Mettmann fahre, mich abends mit Christa treffe und bei Katja und Kai übernachte. Zum Frühstück bin ich bei Zöllers angemeldet und Tante Maria hat mich zum Mittagessen eingeladen. Wahrscheinlich werde ich ziemlich vollgefressen um 15.00 Uhr im Krankenhaus ankommen. Gespannt bin ich auf das Ergebnis der Ultraschalluntersuchung, die dort gemacht werden soll. Ist noch etwas zu finden von dem Tumor? Hoffentlich nicht! Vielleicht ist der kleine Schatten, den Dr. Beyer zuletzt noch ausmachen konnte inzwischen auch der Chemo erlegen. Alle drücken mir die Daumen, dass es so ist. Natürlich möchte ich so schnell wie möglich einen OP-Termin haben, denn zu Frederiks Geburtstag Ende Februar muss ich ja wieder fit sein.

Oft sitze ich über dem Kalender für das nächste Jahr und zähle die Wochen, versuche zu kalkulieren, wann die Bestrahlung und die Anschlussheilbehandlung stattfinden werden und wann ich wohl meine große Wieder-Gesund-Fete feiern kann. Spätestens am 1. Juli möchte ich dann wieder arbeiten gehen. Ganze elf Monate wäre ich dann krank gewesen, das reicht doch, oder?

Freitag, 31. Dezember 2004

Katja, Kai und Sven kommen am Nachmittag und werden

bis Sonntag bleiben. Drüben bei Peter und Simone feiern wir mit sieben Erwachsenen und fünf Kindern ganz gemütlich. Um Mitternacht fallen sich alle in die Arme, um sich ein gutes neues Jahr zu wünschen. Mir wünschen alle ein gesundes neues Jahr, oder ein besseres als das Vergangene.
Für mich war das vergangene Jahr aber keineswegs schlecht, weil ich krank geworden bin. Es hatte auch viele positive Momente. Über die negativen und auch positiven Seiten meiner Krankheit habe ich ja schon geschrieben. Außerdem war der Krebs zwar ein allgegenwärtiges Thema im letzten halben Jahr, aber längst nicht das Einzige, welches uns beschäftigt hat. Besonders an den Tagen, an denen es mir gut ging, und das waren die meisten, trat der Gedanke daran oft sehr in den Hintergrund.

Dem neuen Jahr schaue ich sehr zuversichtlich entgegen. Es ist das Jahr, in dem ich wieder mein normales Leben aufnehmen werde. Natürlich werde ich nicht an genau der Stelle weitermachen, wo die Diagnose Krebs mich aus meinem Alltag gerissen hat. Ein paar Dinge werden sich ändern. Ich will mich nicht mehr so vom Alltagsstress gefangen nehmen lassen, sondern sensibler darauf achten, wann es mir zu viel wird. Weniger Überstunden machen, vor allem an den Wochenenden und die Fähigkeit „Nein" zu sagen, wenn jemand doch noch so dringend einen Termin zu brauchen meint, sind wichtige Punkte in Bezug auf meine Berufstätigkeit. Ebenso sollte ich den Kindern mehr regelmäßige Aufgaben im Haushalt zuteilen und auf die Erledigung derselben strenger achten. So müsste es eigentlich zu schaffen sein, für Volker und mich etwas mehr Freiraum zu schaffen. Bis dahin allerdings liegen noch andere Stationen vor mir, wie die OP im Februar, die Bestrahlungszeit von mindestens sechs Wochen und die Anschlussheilbehandlung. Jedenfalls habe ich reichlich Energie und Zuversicht für das neue Jahr, bin gut gelaunt und voller Optimismus.

Nach der Knallerei auf der Straße kehren wir wieder an den Raclette-Tisch zurück. Hunger hat zwar keiner mehr, aber es ist noch Rotwein da und von einem feinen Likör. So langsam werden wir immer lustiger. Bis drei Uhr sitzen wir noch zusammen. So viel wie heute habe ich schon lange nicht mehr an einem Abend gelacht. Das ist ein guter Start in ein hoffentlich gutes neues Jahr.

Montag, 03. Januar 2005

Heute ist der vorletzte Chemotermin. Leider muss ich dabei erfahren, dass beim nächsten Mal Frau Wetter nicht mehr hier sein wird. Sie erzählt mir, dass ihr Mann für ein Jahr beruflich nach Amerika muss. Da geht sie natürlich mit. In wenigen Tagen sitzt sie schon im Flieger. Zu dumm, dass ich das nicht eher gewusst habe. Sie ist mir sehr sympathisch und ich würde mich gern mit einem kleinen Geschenk bei ihr bedanken. Nun, erst einmal muss ich mich so von ihr verabschieden und ihr alles Gute wünschen. Zu Hause werde ich mir etwas einfallen lassen.

Am Nachmittag kaufe ich ein Buch für sie, eines, das mir selbst sehr gut gefallen hat. Ich packe es hübsch ein, schreibe einen Brief dazu und schicke das Päckchen noch heute an die Praxis in Koblenz. Hoffentlich erreicht es sie noch.

Brief an Frau Wetter

Liebe Frau Wetter,

eigentlich wollte ich mich bei meiner nächsten (nämlich der letzten!) Chemo gebührend von Ihnen verabschieden. Da muss ich heute erfahren, dass Sie dann Deutschland schon verlassen haben. Deshalb sehe ich keinen anderen Weg als diesen leider etwas unpersönlichen, um mich herzlich bei Ihnen zu bedanken.

Sie haben mit Ihrer netten und fröhlichen Art stets dazu beigetragen, dass ich mich bei Ihnen in besten Händen fühlte. Wenn man sich schon so einer unangenehmen Behandlung unterziehen muss, dann hilft es ungemein, so freundlich behandelt zu werden. Auch im größten Praxistrubel waren Sie immer gut gelaunt, konnten einen Spaß vertragen und nahmen sich Zeit für ein kleines Schwätzchen. Man merkt Ihnen deutlich an, dass Sie mit viel Freude Ihren Beruf ausüben. Solche Menschen wie Sie sind für Patienten wie mich, aber noch mehr für solche, die diese Krankheit nicht so locker sehen wie ich, ganz wichtige Wegbegleiter. Sie strahlen so viel positive Energie aus, davon muss man sich einfach anstecken lassen. Bleiben Sie wie Sie sind.

Für Ihr neues Leben wünsche ich Ihnen von Herzen alles Gute und, dass es die Erwartungen erfüllt, die Sie daran haben. Damit es Ihnen als Hausfrau nicht langweilig wird, lege ich etwas Lektüre bei. Ich hoffe, Sie lesen gern. Nehmen Sie auch genug Wolle für Socken mit.

Es grüßt Sie herzlich

Kerstin Illenseer

Freitag, 07. Januar 2005

Mit voller Wucht haben sie mich wieder erwischt, die Gelenkschmerzen. Am Montag war die Chemo und seit gestern Mittag nehme ich reichlich Schmerztabletten, schleppe mich zwischen Couch, Stuhl und Bett hin und her, friere, bin müde und total appetitlos. Mein Magen allerdings ist friedlich, kein Modergeschmack und kein Brennen. Das weiß ich sehr zu schätzen. Diese grippeartigen Erscheinungen lassen sich besser aushalten als die Magenbeschwerden und sie gehen schneller vorüber. Das habe ich auch Dr. Beyer so gesagt, der sich am Montag direkt erkundigte, wie mir die erneute Therapieumstellung bekommen ist.

Die Nacht wird nicht so gut. Vor dem Schlafengehen versuche ich es mit einem warmen Bad, aber das bringt keine Erleichterung für die Gelenke. Lediglich das frostige Gefühl lässt nach. Volker reibt meine schmerzenden Knie liebevoll mit kühlendem Sportgel ein. Das Kältegefühl auf der Haut überdeckt für eine Zeit die Schmerzen von innen und ist angenehm. Ich wache oft auf, mal frierend, mal nass geschwitzt und immer habe ich Durst. Ziemlich wackelig bin ich dann auch, als ich um Neun Uhr endlich aufstehe. Chemotherapie ist halt doch kein Spaziergang.

Der Blick in den Spiegel heute Morgen zeigt mir ebenfalls deutlich, dass die Chemo nicht spurlos an mir vorüber gegangen ist. Keine Haare, fehlende Wimpern und kaum noch Augenbrauen lassen mein Gesicht völlig konturlos aussehen. Die Gesichtsfarbe kann man auch nicht als rosig bezeichnen und die Augen sind verquollen. Eigentlich fühle ich mich total schlapp und würde mich am liebsten gleich wieder hinlegen, aber so wie jetzt möchte ich auch nicht den ganzen Tag aussehen. Wenn ich so am Spiegel vorbeikomme, wird mir ja noch elender. Also hole ich wie jeden Tag mein Schminkzeug raus und mache mich ans Werk, es dauert ja nur ein paar Minuten. Dann ziehe ich noch bequeme Lieblingsklamotten an. Hinterher fühle ich mich bedeutend besser, lache mein Spiegelbild gutgelaunt an und siehe da, es lacht zurück. Was so ein bisschen Farbe ausmacht. Fazit: Sehe ich elend aus, fühle ich mich auch so. Also muss ich dafür sorgen, dass ich gut aussehe und schon geht es mir besser. Der Blick in den Spiegel wirkt auch zwischendurch. Fühle ich mich schlecht, schaue ich mich im Spiegel an und sage mir: „Gut siehst du aus, also kann es so schlimm gar nicht sein." Das hilft, wirklich!

Sonntag, 09. Januar 2005

Um halb Sechs stehe ich bei Christa in Mettmann vor der Tür. Sie empfängt mich mit einer guten Tasse Tee und wir machen es uns gemütlich.

Zuerst reden wir über mich und meine Krankheit. Später kommen wir auch auf meine Mutter und ihren Krebs zu sprechen. Natürlich war bei meiner Mutter der Krankheitsverlauf ein völlig anderer. Als die Diagnose fest stand, war es eigentlich schon zu spät für eine Heilung. Sie ist auch ganz anders mit ihrer Krankheit umgegangen, als ich mit meiner, hat sich relativ schnell damit abgefunden. Die Zeiten, in denen es ihr gut ging, hat sie dann noch in vollen Zügen genossen.

Aber wir reden nicht nur über Krankheiten. Schließlich haben wir einige gemeinsame Bekannte und auch ein gutes Stück gemeinsame Vergangenheit. Zwischendurch zaubert sie noch einen köstlichen Salat und wir essen gemütlich zusammen. Es wird ein rundum guter Abend.

Gegen neun komme ich bei Katja und Kai an. Mit ihnen quatsche ich auch noch ein Weilchen und es wird spät.

Montag, 10. Januar 2005

Katja, Kai und Sven gehen früh aus dem Haus. Ich verabschiede sie noch und habe dann das Haus für mich. Aber ich bleibe nicht mehr lange. Bei uns zu Hause hat das Morgenprogramm auch ohne mich prima geklappt. Obwohl ich daran keine Zweifel hatte, musste ich doch schnell mal bei Volker anrufen und danach fragen. Typisch Mutter, oder?

Zuerst besuche ich meinen Vater, dann kaufe ich ein paar Brötchen und fahre zu Zöllers zum Frühstück. Frau Zöller hat den Tisch hübsch gedeckt, wir essen gemeinsam und reden und reden. Ganz früher waren unsere Familien Nachbarn. Sie hatten eine Tochter in meinem Alter, mit der ich gut befreundet war. Mit sechzehn Jahren ist sie bei einem Verkehrsunfall ums Leben gekommen. Der Kontakt zwischen den Familien ist nie eingeschlafen und wir freuen uns immer, wenn wir uns sehen. Bevor ich dann zu Tante Maria fahre, muss ich noch schnell in die Stadt. Katja hatte ein kleines Büchlein mit Anregungen zum Sockenstricken. Daraus habe ich neue Ideen abgeguckt und brauche jetzt unbedingt Sockenwolle. Am liebsten würde ich drei Paar gleichzeitig stricken. Tante Maria lädt mich danach zum Italiener ein, wo wir gut und gemütlich zu Mittag essen.

Pünktlich komme ich in Düsseldorf im Krankenhaus an. Frau Dr. Wüst ist ganz begeistert darüber, wie gut sich der Tumor während der Chemo zurückgebildet hat. Im Ultraschall kann man zwar noch das Gebiet erkennen, aber auch sie äußert die Vermutung, dass es sich dabei um eine Narbe handeln könnte. Ob noch Krebszellen vorhanden sind, kann man natürlich erst sagen, wenn der Befund von der OP vorliegt. Die Oberärztin Frau Dr. Becker, tastet dann noch die Brust ab und zeichnet ein, wo sie später schneiden wird. Davon wird ein Sofortbild gemacht. Sie ist dafür, auch aus der Brust etwas Gewebe zu entnehmen, um sicherzugehen, dass dort wirklich kein Tumor ist. Den Termin für die OP legen wir auf Freitag, den 18. Februar fest. Einen Tag vorher muss ich da sein. Die beiden Ärztinnen sind sehr nett und ich fühle mich hier gut aufgehoben. Gut gelaunt und zuversichtlich mache ich mich auf den Heimweg. Es geht voran!

Sonntag, 16. Januar 2005

Früh stehen wir auf, um Badminton spielen zu gehen. Das macht uns allen großen Spaß und besonders die Kinder werden immer besser darin.

Für 9.00 Uhr haben wir einen Platz gebucht. Wir haben die Halle ganz für uns allein und laufen erst einmal ein paar Runden, um uns aufzuwärmen. Später machen wir ein richtiges Spiel, Männer gegen Frauen. Jeder Punkt wird heiß umkämpft. Die Kinder spielen mittlerweile recht fantasievoll, mal lange Bälle, mal kurze Bälle, mal fest und mal sacht. Es sind ein paar ganz tolle Ballwechsel dabei.

Kurz vor Ende unserer Spielzeit laufe ich nach einem Ball, knicke mit dem rechten Fuß um und mache eine regelrechte Bruchlandung. Für kurze Zeit sehe ich die Sterne funkeln, dann kann ich lokalisieren, woher der Schmerz kommt. Er sitzt in meinem rechten Fuß. Volker holt sofort einen Eisbeutel. Die Kälte tut dem Fuß gut, aber er schwillt trotzdem an. Wieder zu Hause, lege ich ihn hoch mit einem Coolpack drauf. Am Nachmittag geht es deutlich besser und ich kann fast normal gehen.

„Wenn ich wieder einigermaßen laufen kann, dann kann ich auch reiten", denke ich mir. Bei diesem herrlichen Wetter lasse ich mir die Gelegenheit zu einem Ausritt doch nicht entgehen. Mit knöchelhohen Schuhen und Sheps darüber ist der Fuß ganz gut gestützt. Ich weiß nur noch nicht, wie ich aufs Pferd kommen soll, da ich mich ja mit dem rechten Fuß nicht abstoßen kann. Aber irgendwie wird das schon gehen. Mit Christian fahre ich zu den Pferden. Zuerst führen wir Lara aus der Weide, dann soll eigentlich Othello folgen. „Schau mal, wie der da steht", fordert Christian mich auf. Sehr zögernd bewegt sich Othello auf uns zu und dann sehen wir auch, warum. Das Sprunggelenk am rechten Hinterbein ist dick geschwollen. Außerdem fühlt es sich heiß an. Er wird sich auf der Weide vertreten haben, als der unebene Boden heute Morgen gefroren war. Christian schleppt einen Eimer kaltes Wasser herbei und versucht Othellos Bein hineinzustellen. Erst mag er das nicht, aber dann merkt er, wie gut es ihm tut und hält ganz still. Natürlich lässt er sich dabei ausgiebig von mir kraulen und bedauern. So wird also nichts aus unserem Ausritt. Zwei lahme Füße, meiner und Othellos, sind einfach zuviel.

Für den Rest des Tages hinke ich zu Hause herum. Volker schimpft mit mir und sagt, ich soll den Fuß hochlegen. Zeitweise tue ich das auch, aber ich bin viel zu ungeduldig, um lange herumzusitzen.

Montag, 17. Januar 2005

Vorsichtig steige ich aus dem Bett und sofort fährt ein ganz gemeiner Schmerz in meinen Fuß. Der ist ziemlich dick und schillert in allen Farben. Vorsichtig humple ich die Treppe hinunter, um Frühstück für die Familie zu machen. Weit komme ich nicht, denn vor Schmerz wird mir ganz schlecht. Ich rufe nach Volker und er eilt mir zu Hilfe. Erst als ich wieder im Bett liege, geht es mir langsam besser. Meine Familie kommt prima ohne mich zurecht und alle gehen pünktlich aus dem Haus.
Vielleicht sollte ich den Fuß doch besser röntgen lassen. Simone erklärt sich bereit, mich nach Montabaur ins Krankenhaus zu fahren. Auf den Röntgenbildern ist keine Fraktur zu sehen, Glück gehabt. Ich bekomme eine Schiene, die ich mindestens sechs Wochen tragen

soll und werde aufgefordert, den Fuß viel hochzulegen. Das hat mir gerade noch gefehlt. Jetzt kann ich mehrere Wochen nicht walken gehen. Autofahren wird auch nicht funktionieren. Allein die Vorstellung, ich müsste fest auf die Bremse treten, lässt mich erschauern. So ein Mist!

Donnerstag, 20. Januar 2005

Für heute habe ich Ulla und Simone zum Frühstück eingeladen. Ich decke schön den Tisch und Ulla bringt eine riesige Tüte frische Brötchen und Croissants mit. Außerdem gibt es noch Obstsalat, Frühstückseier, Wurst, Käse, Marmelade, Honig und frisch gepressten Orangensaft. Wir lassen es uns schmecken und quatschen unentwegt. Draußen toben Sturm und Regen, aber hier drinnen ist es sehr gemütlich, was wollen wir mehr. So lässt es sich leben!

Meinem Fuß geht es langsam besser. Mit der Schiene kann ich fast normal gehen und passe auch in die meisten Schuhe. Allerdings tut er noch ziemlich weh, wenn ich zu lange herumlaufe. Immer wieder muss ich ihn hochlegen. Die Farbgebung ist jetzt sehr interessant, von grün-gelb bis blau-lila ist alles dabei.

Meine morgendlichen Runden durch den Wald vermisse ich sehr. Wenn Ende nächster Woche die Nebenwirkungen der allerletzten Chemo abgeklungen sind, werde ich einen Walking-Versuch starten. Die Schiene passt in den Laufschuh, das habe ich schon getestet.
Inzwischen fahre ich auch wieder Auto. Dabei spüre ich den Fuß fast gar nicht. Meine erste Fahrt führt mich direkt zur Weide von Lara und Othello. Ich muss doch sehen, was aus Othellos dickem Fuß geworden ist. Er ist deutlich abgeschwollen und scheint ihm nicht mehr weh zu tun, denn er geht wieder ganz normal, zum Glück.

Freitag, 21. Januar 2005

Der OP-Termin ist zwar erst heute in vier Wochen, aber in meinem Kopf ist er schon sehr viel näher. In Gedanken packe ich meine Tasche und überlege, was ich noch kaufen muss. Nach einer OP in der Achselhöhle, werde ich keine T-Shirts über den Kopf ziehen können. Ich brauche also ein paar bequeme Oberteile mit Knöpfen oder Reisverschluss. Auch Schlafanzüge mit durchgeknöpftem Oberteil müssen her.

Die Kinder haben keine Lust mitzukommen, also starten Volker und ich ohne sie zu einer Shopping-Tour nach Koblenz. Schon im ersten Laden sind wir sehr erfolgreich und in weniger als zwei Stunden erstehen wir alles, was ich brauche und zusätzlich noch eine Hose, eine dazu passende Weste und einen schicken Pulli. Alles ist reduziert und wirklich erschwinglich. Gut gelaunt treten wir den Heimweg an.

Zu Hause würde ich ja gern eine kleine Modenschau veranstalten, aber mein Fuß hat die Lauferei durch die Geschäfte sehr übel genommen. Schon auf der Rückfahrt fängt er an zu schmerzen. Ich humpele vom Auto direkt zur Couch und lege ihn hoch, mit einem Coolpack drauf. Volker, der an den neuen Klamotten fast genau so viel Spaß hat wie ich, packt die Tüten aus und hängt alles über die Stühle am Esstisch. So kann ich alle Teile begutachten und überlegen, welche meiner anderen Sachen dazu passen. Ich bin sehr zufrieden mit unserem Einkauf. Der OP-Termin kann kommen, denn jetzt bin ich gut vorbereitet.

Sonntag, 23. Januar 2005

Es ist richtiges Sonntagswetter, mit Sonnenschein und

Temperaturen knapp über Null Grad perfekt zum Reiten. Othellos Fuß ist wieder in Ordnung, meiner auch so halbwegs.

Um halb Eins kommen wir an der Weide an und finden zwei total schmutzverkrustete Pferde vor. Da wartet Arbeit auf uns. War das schön mit dem dünnen Sommerfell, einmal kurz darüber gebürstet, schon waren sie sauber. Aber auch das wird wieder kommen. Der anschließende Ritt ist herrlich. Auch für die Pferde ist es eine willkommene Abwechslung nach fast einem Monat Pause. Kaum spüren sie weichen Boden unter den Hufen, möchten sie am liebsten gleich losrennen. Allerdings ist es überall sehr matschig und wir können nur auf den befestigten Wegen galoppieren. Das reicht auch für Lara und Othello, denn sie haben nur noch wenig Kondition. Hoffentlich kommt bald der Frühling, damit wir wieder öfter reiten können.

Bei solch herrlichen Unternehmungen verschwende ich keinen einzigen Gedanken an meine Krankheit. Ich fühle mich einfach nur rundherum wohl.

Montag, 24. Januar 2005

Endlich ist es soweit, die letzte Chemo steht an! Auf diesen Termin habe ich ungeduldig gewartet. Ich bin gut erholt, bestens gelaunt und voller Schwung. Diese letzte Dosis Gift kann mir jetzt auch nichts mehr anhaben. Das Ziel, den Tumor zu verkleinern, ist jetzt schon mehr als erreicht. Was will ich mehr?
Dr. Beyer kommt an meinen Platz und begrüßt mich mit der Frage: „Heute letzte Runde für Sie?" Ich glaube, er freut sich mit mir. In Düsseldorf hat man mir ein Ultraschallfoto von dem ehemaligen Tumorgebiet für ihn mitgegeben. „Enorm, wie dieser Tumor sich zurückgebildet hat", ist sein Kommentar dazu. Wir reden noch

ein wenig darüber, wie gut ich die Therapie überstanden habe. Er meint: „Ihre positive Einstellung dazu hat Ihnen sehr geholfen. Es macht viel aus, wenn man an die Hauptwirkung der Chemo glaubt und die Nebenwirkungen dabei akzeptiert." Wir vereinbaren, dass ich mich zu einem Beratungstermin bei ihm einfinde, wenn ich die OP-Befunde habe. „Die Therapie bei uns ist für Sie jetzt abgeschlossen, aber wir möchten weiterhin zu ihrer Genesung beitragen und dafür dürfen Sie gern unsere Beratung in Anspruch nehmen", fordert er mich auf. Es wird ein tolles Gefühl sein, mit guten Ergebnissen hierher zu kommen, denn an ein gutes Ergebnis glaube ich ganz fest.

Die Behandlung läuft ab wie immer. Durch die Wirkung des Antiallergikums verschlafe ich die meiste Zeit. Trotzdem bekomme ich mit, wie ein paar Plätze weiter ein älterer Herr permanent herummeckert, warum heute alles so lange dauert. Im Befehlston ruft er: „Schwester! Haben sie mich vergessen, ich sitze ja schon ewig hier. Mein Parkschein läuft gleich ab, dann wird das teuer für mich." Seine Therapie ist in der Apotheke bestellt, aber noch nicht angefertigt. Immer wieder dringt seine nörgelnde Stimme durch mein vernebeltes Bewusstsein. Ein Anruf der Schwester in der Apotheke bringt ihm die Gewissheit, dass er noch etwas warten muss. Die heute Morgen beim Großhändler bestellten Medikamente sind noch nicht eingetroffen, weil die Straßenverhältnisse ausserhalb von Koblenz schlecht sind. Es liegt Schnee. Er trabt los, um einen neuen Parkschein zu lösen, danach höre ich ihn nur noch leise vor sich hinschimpfen. Ob ich hier zwei Stunden sitze oder vier, ist mir ziemlich egal. Was sind so ein paar Stunden gegen die Lebenszeit, die mir verloren ginge, bekäme ich keine Chemo. Wie kann jemand genug positive Energie aufbringen – die er doch zum Gesundwerden so nötig braucht – wenn er sie verschwendet, um sich über Nebensächlichkeiten aufzuregen? Aber, das muss ja jeder selbst wissen. Mir tun nur die Schwestern leid, die für ihn als Blitzableiter herhalten müssen.

Ich verabschiede mich von dem äußerst netten Team der Tagesklinik, sage aber nicht „Auf Wiedersehen", denn wiederkommen will und werde ich nicht. Immer noch müde, aber ansonsten wie auf Wolken verlasse ich die Praxis.

Die erste Chemo war für mich die schlimmste, zwar nicht von den Nebenwirkungen her, sondern wegen der Ungewissheit, was mich erwartet. Eine gewisse Angst war mit im Spiel. Die schlimmsten Nebenwirkungen hatte für mich die fünfte Therapie, die Erste von der neuen Sorte, woraufhin Dr. Beyer noch einmal das Medikament wechselte. Die Sechste und Siebte waren fast ein Kinderspiel. Zu den Reaktionen auf die Letzte kann ich jetzt noch nichts sagen, aber ich bin zuversichtlich, dass ich auch diesmal glimpflich davon komme. Ich kann es kaum glauben, aber: die Chemo ist vorbei!

Abends vor dem Spiegel nehme ich die Perücke ab und sage zu den wenigen noch verbliebenen Flusen auf meinem Kopf. „Jetzt könnt ihr wieder anfangen zu wachsen. Die Anstrengung lohnt sich nun, denn es kommt keine Chemo mehr! Im Frühling werde ich mich mit euch wieder sehen lassen können." Nie wieder Chemo!

Dann richte ich meine Stimme nach innen zu meinem Knochenmark, das für die Blutbildung zuständig ist. Ich bedanke mich bei ihm, dass meine Blutwerte immer relativ gut waren und fordere es zu einer letzten großen Anstrengung auf. Dieses eine Mal nur noch, dann kommt keine chemische Keule mehr. Nie wieder Chemo!

Auch meinen Magen tröste ich auf diese Weise. Schließlich hat er sehr gelitten. Meine kaputte Nase, die ich immer noch mit Salbe gut pflegen muss, mein Darm, der abwechselnd mit Trägheit oder Durchfall reagiert, meine Finger und Zehen, die sich oft so taub anfühlen, alle bekommen tröstende und aufmunternde Gedanken geschickt. Nie wieder Chemo!

Bisher hatte ich wirklich ein Riesenglück mit den Ärzten, an die ich geraten bin. Im Krankenhaus in Düsseldorf bin ich außer von diesem unmöglichen Internisten von allen sehr einfühlsam behandelt worden und mit der Behandlung in der onkologischen Tagesklinik war ich mehr als zufrieden. Die Horrorgeschichten, die über Chemotherapie kursieren, haben sich bei mir in keinster Weise bestätigt und ich finde, es wird allerhöchste Zeit, dass dieses Vorurteil aus den Köpfen der Menschen verschwindet.

Donnerstag, 27. Januar 2005

Mit der letzten Infusion am Montag hatte ich gedanklich mit der Chemo abgeschlossen. „Jetzt brauchst du dich nur noch zu erholen", habe ich mir gesagt. Die Tatsache, dass die Nebenwirkungen immer erst ein paar Tage später zu spüren sind, wollte ich dabei großzügig übersehen.

Jetzt sind sie aber da, die Nebenwirkungen. Frierend und müde verschlafe ich den Vormittag auf der Couch. Außerdem fühle ich mich total zerschunden, als hätte mich jemand verhauen. Diesmal finde ich diesen Zustand besonders nervend. Die Chemo ist vorbei, ich will keine unangenehmen Begleiterscheinungen mehr spüren. Es reicht mir einfach! Unzufrieden und schlecht gelaunt schleiche ich herum und suche nach einer Beschäftigung, die mich aufmuntern könnte. Zu einer sinnvollen Tätigkeit fehlt mir jede Energie, zu nichts ich habe Lust. Mein Spiegelbild ist erschreckend, weil ich mich nicht einmal zum Schminken aufraffen kann.

Leichter Modergeschmack und Appetitlosigkeit drücken außerdem die Stimmung. Heute fällt mir wirklich bald die Decke auf den Kopf. So ein Tag kann endlos lange dauern, wenn man schlecht drauf ist. Zum Glück ruft gegen Mittag Petra an und plaudert ein wenig mit mir. Eine fröhliche Stimme am anderen Ende der Leitung kann Wunder bewirken. Danach werde ich streng zu mir. „Reiß dich zusammen. Du hattest schon deutlich schlechtere Tage, an denen du nicht so wehleidig warst", schimpfe ich mit mir. Es hilft nicht wirklich. Der Nachmittag wird durch die Kinder etwas lebhafter und ich bin abgelenkt von meiner schlechten Laune. So geht er schließlich doch vorbei, dieser Tag.

Freitag, 28. Januar 2005

Heute jährt er sich zum 16. Mal. Wer? Nun, der Todestag meiner Mutter. Sie starb, gerade mal 50 Jahre alt, an Krebs. Als zu Beginn des Jahres 1988 bei meiner Mutter Unterleibskrebs diagnostiziert wurde, war das für uns alle ein Schock. Ich hatte zwar im Beruf mit Krebspatienten zu tun, aber dass es auch unsere Familie treffen könnte, habe ich weit von mir gewiesen.

Meine Mutter wurde operiert, wobei sich herausstellte, dass die Krankheit bereits sehr weit fortgeschritten war. Nicht nur Gebärmutter und Eierstöcke mussten entfernt werden, sondern auch ein Teil des Dünndarms. Außerdem saß der Bauchraum voll mit Metastasen, die nicht entfernt werden konnten. Sie machte eine Chemotherapie, die sie aber sehr schlecht vertrug. Sie musste immer für ein paar Tage ins Krankenhaus und litt dort furchtbar unter den Nebenwirkungen. Selbst später, nach Abschluss der Chemo, wurde ihr noch schlecht, wenn sie am Krankenhaus vorbeiging und durch ein Fenster einen Infusionsständer sah. Das alles ist lange her und seitdem ist auf dem Gebiet der Chemotherapie eine Menge geforscht worden. Ich erlebe das ganz anders.

Die Chemo konnte ihr nicht mehr helfen. Kaum war die Therapie abgeschlossen, fingen die Metastasen in dem geschwächten Körper wie wild an zu wachsen. Sie waren einfach überall, in der Leber, der Lunge und in den Lymphknoten. Es wurde deutlich, dass die Krankheit bei ihr nicht mehr heilbar war und der Arzt sprach mit uns darüber. Ich glaube, meine Mutter kam am besten damit klar. Sie sagte: „Wenn ich jetzt sterben muss, dann hatte ich zwar kein sehr langes, aber ein sehr schönes Leben." Ohnehin kannte ich sie nur als einen sehr zufriedenen Menschen. Sie konnte sich über Kleinigkeiten unwahrscheinlich freuen und kleine Alltäglichkeiten genießen. Jeder Gast war bei uns willkommen und bekam zu jeder Zeit etwas angeboten, auch wenn er noch so ungelegen kam. Die ungeliebte Hausarbeit ging ihr immer leicht von der Hand, wenn sie lauthals dabei sang. Ohnehin wurde bei uns viel gesungen, beim Spülen, während langer Autofahrten oder einfach abends, wenn wir zusammen saßen. Auch als sie wusste, dass sie bald sterben würde, war sie mit sich und der Welt zufrieden. Heute bewundere ich sie dafür.

Wir erlebten 1988 eine sehr besinnliche Adventszeit. Volker und ich fuhren so oft wie möglich hin. Ich hatte für meine Eltern einen Adventskalender gefertigt, einen großen Strohkranz mit vier dicken Kerzen. Er hing an einem Haken von der Decke und unten hatte ich 24 hübsch verpackte Geschenke befestigt. Jeden Morgen deckte sich meine Mutter schön den Tisch und legte das kleine Päckchen neben ihren Teller. So hat sie das Frühstück genossen, während mein Vater schon auf der Arbeit war. Natürlich haben wir jeden Tag telefoniert und sie erzählte mir, was sie ausgepackt hatte. Es war eine zufriedene und glückliche Zeit für sie.

Die letzten Tage vor ihrem Tod war sie bettlägerig und schlief fast nur noch. Mein Vater hatte ein paar Tage Sonderurlaub, um sie zu pflegen. Natürlich konnte er nicht auf unbestimmte Zeit der Arbeit fern bleiben, deshalb fuhren Volker und ich am Samstag, dem 28. Januar 1989, zu meinen Eltern, um die Lage zu besprechen. Es wurde beschlossen, dass ich meine Stelle kündigen würde, um bei meiner Mutter zu sein, so lange sie mich brauchen würde. Da war sie beruhigt. Es war ein friedlicher Tag. Ich half ihr beim Duschen, Haare föhnen, Nägel schneiden. Wir haben viel geredet und gelacht. Nach dem Abendessen, das sie auf der Bettkante sitzend zu sich nahm, wurde sie plötzlich ganz weiß und kippte rückwärts aufs Bett. Ich rief nach meinem Vater und Volker und zerrte das Sauerstoffgerät aus dem Schrank. Wir hatten eines zu Hause, da sie wegen der Lungenmetastasen oft Luftnot hatte. Mein Vater rief unseren Hausarzt an, der in kürzester Zeit da war. Er konnte nichts mehr für sie tun. So starb sie zu Hause im Beisein ihrer Familie an einer Lungenembolie.
Ich war viel zu jung, um meine Mutter zu verlieren. Zwar war ich schon 22 Jahre alt, selbstständig und fast verheiratet, aber ich hätte sie doch noch gebraucht. Auch heute würde ich sie gern manchmal um Rat fragen. Sie fehlt mir, nach sechzehn langen Jahren, nicht weniger als damals. Sie wäre vor allem unseren Kindern eine gute und liebevolle Oma gewesen.

Leider gibt es in meinem heutigen Bekanntenkreis nur noch wenige Personen, die sie gekannt haben. Auch Volker kannte sie nur sehr kurz, etwa eineinhalb Jahre. So habe ich heute leider wenig Gelegenheit, über sie zu reden und in Erinnerungen zu schwelgen. Nur mit meiner Freundin Christina rede ich schon mal über sie. Christina hat sie gut gekannt und gern gemocht und erinnert sich oft an Dinge, die ich schon längst vergessen habe. Leider wohnt sie viel zu weit weg.

Samstag, 29. Januar 2005

Heute würde ich gern wieder völlig genesen sein von diversen Chemotherapie-Erscheinungen. Leider ist das nicht so. Es geht mir zwar besser als gestern und vorgestern, aber die Schwäche, die Gelenkschmerzen und das hohle Gefühl im Magen sind immer noch spürbar.

Es ist traumhaftes Wetter, knackig kalt, aber blauer Himmel. Der Rest der Familie macht sich auf den Weg zu einem Schlittenhunderennen im Oberwesterwald. Mich zieht es auch hinaus, aber ein paar Stunden in der Kälte dort herumzustehen wäre nicht das Richtige für mich. Also hole ich mir Sally, den Hund von Jutta, und mache einen kleinen und langsamen Spaziergang direkt vor unserer Haustür. Sally ist ein sehr temperamentvoller Hund und will ständig beschäftigt werden. Sie liebt es, weit weg geschleuderten Stöcken hinterher zu jagen. Heute schaut sie mich immer wieder etwas irritiert an, weil ich so lahm hinter ihr herschleiche und mich so schwerfällig nach ihrem Stock bücke. Trotz meiner schmerzenden Gelenke genieße ich den kleinen Ausflug. Die Aussicht von hier über Montabaur bei dem strahlenden Sonnenschein ist einfach herrlich. Immer wieder bleibe ich stehen und schaue einfach nur.

Wieder zu Hause muss ich ein wenig ausruhen. Wenn ich mich bewege, sind die Gelenkschmerzen ganz gut zu ertragen, aber jetzt in Ruhe merke ich sie viel deutlicher. Das ärgert mich. Ich habe überhaupt keine Lust mehr darauf. Am liebsten würde ich wie ein trotziges kleines Kind fest mit dem Fuß aufstampfen und schreien: „Ich habe es satt. Ich will nicht mehr krank sein, mir reichts!"

Im Laufe des Tages wird es dann langsam besser. Vor allem kehren meine Energien zurück. Am Abend möchte ich gern etwas Leckeres kochen. In der Kühltruhe finde ich Fischfilets. Dazu werde ich eine feine Soße zubereiten, einen bunten Salat und Reis.

Morgen möchte ich dann keine Gelenkschmerzen mehr spüren und übermorgen, nach langer Pause, endlich wieder walken gehen.

Dienstag, 01. Februar 2005

Vor knapp drei Wochen war ich zuletzt walken. Mit dem verletzten Fuß konnte ich einfach nicht. Heute werde ich aber endlich wieder damit beginnen.

Ich bin entsetzt, wie viel meiner Fitness ich in dieser kurzen Verletzungspause eingebüßt habe. Der Herzfrequenzmesser an meinem Handgelenk piepst permanent, obwohl ich keine anderen Werte eingestellt habe als sonst auch. Normalerweise muss ich mich anstrengen, um die Herzfrequenz hoch zu bekommen. Heute aber liege ich dauernd über meinem oberen Grenzwert, so ein Frust. Die Chemo letzte Woche hat sicher auch dazu beigetragen, dass es heute nicht so läuft. Na ja, jetzt habe ich wieder die Gelegenheit, jeden Tag meine Runden zu drehen und es kommt keine Chemo mehr, die mich zurückwirft. Bis zur OP möchte ich richtig fit sein. Hoffentlich dauert die durch die Operation bedingte Walking-Zwangspause nicht allzu lange. Wer weiß, wann mein Arm danach wieder für den Einsatz mit den Stöcken zu gebrauchen ist. Die morgendlichen Runden auf dem Trimm-dich-Pfad haben mir sehr gefehlt und ich bin froh, sie jetzt wieder laufen zu können. Es ist heute zwar kalt und windig, aber zeitweise kommt die Sonne heraus und hellt den Wald und meine Stimmung auf. Jedes Eichhörnchen begrüße ich persönlich. Ein Jogger ruft mir zu: „Lange nicht gesehen, waren Sie krank?" Der Bach führt sehr viel Wasser nach dem vielen Regen der letzten Tage und plätschert besonders lebhaft. Ich fühle mich richtig zu Hause hier in „meinem" Wald. Ach, geht es mir gut!

Mittwoch, 02. Februar 2005

So langsam fange ich an zu überlegen, wie ich den Familienalltag für die Zeit meiner Abwesenheit vorab organisieren kann. Schließlich können die Kinder nicht jeden Nachmittag sich selbst überlassen sein.

Morgens wird Volker einfach eine Stunde später zur Arbeit gehen, damit er den Kindern Frühstück machen und sie pünktlich zur Schule schicken kann. Seine Firma zeigt sich da sehr entgegenkommend. Vielleicht können die Kinder in der Nachbarschaft ein Mittagessen bekommen und ihre Hausaufgaben erledigen. Volker hat die Möglichkeit, in der Kantine zu essen. So gibt es abends schon mal keinen Stress wegen der Hausaufgaben und kochen muss auch keiner mehr. Sicher hätte Volker die Sache auch allein im Griff, schließlich bringt er sich immer sehr im Haushalt ein, aber warum soll er es sich schwerer machen als nötig.

Simone hatte damit keine Schwierigkeiten. Ihre Schwiegereltern wohnen nur ein paar Häuser weiter und Steffen konnte während ihrer Krankenhausaufenthalte und Kuren dort schlafen, essen und Hausaufgaben machen. Ich spreche mit ihr darüber und sie sagt: „Du hast zwar hier keine Eltern oder Schwiegereltern, aber dafür hast du mich. Ich bin immer für dich da." Vielen Dank dafür, Simone.

Es ist das erste Mal, dass ich von den Hilfsangeboten, die wir bekommen haben auch Gebrauch mache. Bisher bin ich zum Glück ohne Hilfe ausgekommen. Jetzt ist es aber ein tolles Gefühl, sich auf Freunde verlassen zu können.

Ohne Schwierigkeiten finde ich für jeden Tag jemanden, der für meine Kinder einen Platz am Esstisch frei hat und nach den Hausaufgaben schaut. „Selbstverständlich können deine Kinder kommen, gar keine Frage", bekomme ich als Antwort von Jutta, Petra und Simone. Auch meine Schwägerin Gisela wird für einen Tag Ersatzoma spielen. Das macht mich richtig glücklich. Um meine Familie brauche ich mir also keine Sorgen zu machen, während ich im Krankenhaus bin. Da kann ich mich voll und ganz auf mich konzentrieren, ein sehr beruhigendes Gefühl.

Schon einmal habe ich geschrieben, wie wichtig mein positives Umfeld für meine Genesung ist. Auch jetzt wird es mir wieder ganz deutlich. Alle unsere Freunde, Nachbarn, Verwandten und Bekannten tragen, jeder auf seine Art, dazu bei, dass ich wieder gesund werden kann und jeder einzelne ist dabei wichtig für mich. Jedes nette Wort, jeder Anruf, jede Frage nach meinem Befinden, jedes Hilfsangebot und jedes gemeinsame Lachen zeigt mir, dass ich gemocht und gebraucht werde. So habe ich gar keine andere Möglichkeit, als wieder gesund zu werden. Der Weg zu diesem Ziel ist oftmals sehr beschwerlich, aber es sind viele Menschen da, die mich begleiten und jeder, der mitgeht, macht es mir ein wenig leichter. Solch gute Begleitung wünsche ich jedem Krebspatienten.

Die Anstrengung lohnt sich auf jeden Fall, denn das Ziel heißt „leben" und das Leben ist schön!

Brief an Christina
Holler, 03. Februar 2005

Liebe Christina,

gerade habe ich nachgeschaut, bis zu welchem Datum ich dir schon meine „Tagebuch-Schreibtherapie" zugeschickt habe. Zwischenzeitlich ist allerhand dazugekommen. Ich setze einfach mal voraus, dass du weiterlesen möchtest und schicke dir einen Nachschlag. Er beginnt mit einer Ergänzung des Textes zum 19. Dezember 2004, der dir schon vorliegt.

Im Moment setze ich alles daran, mich einfach nur gut zu erholen. Der OP-Termin rückt immer näher. Angst davor habe ich keine, aber ich bin ungeduldig. Am liebsten würde ich morgen schon ins Krankenhaus gehen und die Sache hinter mich bringen. Warten ist doof!

Sowieso bin ich im Moment sehr unruhig. Hausarbeit widert mich an und ich kann mich schlecht dazu aufraffen. Bei dem trüben Wetter fehlen mir die Energien. Langsam wird mir langweilig, denn die Abwechslung durch meine Arbeit fehlt mir. Auf der Arbeit ist mir das Wetter egal. Da habe ich mit vielen Menschen zu tun und immer Leben um mich. Den ersten Juli habe ich fest im Visier als ersten Arbeitstag. Das wird ein Fest! Ich quatsche ja so schon viel mit meinen Patienten, da wird nach fast einem Jahr Pause das Nachholbedürfnis enorm sein. Ich freue mich jetzt schon darauf, meine langjährigen Stammpatienten wieder behandeln zu können. Es sind einige sehr nette darunter. Auch für meinen Chef wird es eine Umstellung werden, wenn die Mitarbeiterin mit der größten Klappe und dem frechsten Mundwerk wieder ihre Bemerkungen verteilt. Wenigstens weiß er dann, dass ich wieder ganz gesund bin. Volker meint immer: „Um deinen Gesundheitszustand muss ich mir erst Sorgen machen, wenn das Mundwerk nicht mehr funktioniert. Solange du noch frech bist, geht es dir gut."

So, jetzt bist du über den neuesten Stand der Dinge informiert. Volker wird dir hoffentlich am 17. Februar meine Krankenhaustelefonnummer mitteilen können. Ich würde mich freuen, wenn viele mich anrufen und mir die Langeweile vertreiben.

Danach können wir uns ja mal um einen Besuchstermin kümmern. Wir haben uns ewig nicht gesehen. Vielleicht klappt es in den Osterferien, oder habt ihr andere Pläne? Ganz, ganz liebe Grüße

Deine Kerstin

Freitag, 04. Februar 2005

Gerade habe ich mir den Brief an Christina noch einmal durchgelesen. Es stimmt, was darin steht: ich habe Sehnsucht nach meiner Arbeit. Lange habe ich meine viele freie Zeit genossen und mich gefragt, ob ich wohl jemals wieder Lust haben werde, arbeiten zu gehen. Bisher hat sie mir nicht gefehlt, die Arbeit.

Zu Hause gäbe es genug zu tun, Küchenschränke abwaschen, Fenster putzen, Backofen säubern usw. Dazu kann ich mich aber überhaupt nicht aufraffen. Hausarbeit war noch nie meine große Leidenschaft und auch jetzt, wo ich viel Zeit dazu hätte, betreibe ich sie nach dem Motto: So viel wie nötig, so wenig wie möglich. Das soll nicht heißen, dass es bei uns schmutzig ist, aber ich kann auch mit ungeputzten Fenstern glücklich sein.

Ich rufe Ulla an und jammere: „Ich vermisse euch so sehr und mir fällt die Decke auf den Kopf." „Soll ich noch einmal frühstücken kommen und dir ein wenig die Zeit vertreiben?", ist ihr Vorschlag. Ich habe aber eine bessere Idee: „Nein, ich muss Praxisluft schnuppern. Am besten ich komme zu euch. Vielleicht kannst du mir meine Lieblingspatientin Frau Wulf für Mittwoch um 10.00 Uhr bestellen. Dann kann ich wenigstens eine Behandlung machen. Das wäre toll." Ulla verspricht, es direkt zu versuchen. Frau Wulf ist eine sehr liebe ältere Dame, die ich schon mit Lymphdrainage behandle, seit ich bei Martin und Ulla angefangen habe. Wir kennen uns inzwischen recht gut und mögen uns gern leiden. Sie wird für die Dauer meiner Krankheit von einer Kollegin behandelt. Seit ich krank bin, hat sie mich schon mehrmals angerufen und gefragt, wie es mir geht. Es wäre wunderbar, wenn sie Mittwoch zur Behandlung zu mir kommen könnte.

Natürlich werden Ulla und ich vorher oben im Hotel zusammen frühstücken und dann bleibe ich einfach so lange in der Praxis, wie ich Lust dazu habe. Sicher treffe ich dort Uschi, denn mittwochs arbeitet sie immer. Sie hat vielleicht auch Zeit für ein kleines Schwätzchen. Nur noch fünf Tage bis Mittwoch, ich freue mich riesig.

Es ist schon klasse. Ganz spontan rufe ich bei Ulla an, äußere meine ausgefallenen Wünsche und sie versucht sofort, alles für mich zu arrangieren. Sie ist einfach ein Schatz, die beste Chefin der Welt!

Samstag, 05. Februar 2005

Gedanken zu Leben und Tod
Es kommt, glaube ich, zwangsläufig dazu, dass man sich angesichts der Diagnose Krebs, Gedanken über den eigenen Tod macht.
Ich habe das auch schon vorher getan, aber jetzt besonders intensiv. Während meiner Arbeitszeit in zwei verschiedenen Krankenhäusern, habe ich viele Menschen an Krebs, aber natürlich auch an anderen Krankheiten, sterben sehen. Die für mich bedeutendste Begegnung mit dem Sterben aber war natürlich der Tod meiner Mutter. Sehr froh bin ich darüber, dass sie zu Hause sterben konnte und wir alle bei ihr waren. Sie hatte sich damit abgefunden, dass sie sterben würde. Ob sie Angst davor hatte, weiß ich nicht, denn wir haben leider nicht dar-

über gesprochen. Allerdings hat sie drei Tage vor ihrem Tod ein wunderschönes Bild gemalt, das einzige, das sie überhaupt je gemalt hat. Es zeigt eine Blume mit drei Blüten, die auf einer grünen Wiese steht und in einen sonnigen Himmelsstreifen hineinwächst. Das heißt, die mittlere Blüte wächst in den sonnengelben Streifen hinein, die beiden anderen biegen nach links und rechts ab. Neben der Blume am Boden liegt ein grauer Stein. Eine Therapeutin, die meine Mutter kannte, hat das Bild nach ihrem Tod gesehen und folgendermaßen gedeutet: Die Blume mit den drei Blüten könnte unsere Familie darstellen. Die mittlere Blüte, meine Mutter, geht jetzt ihren eigenen Weg, nämlich in den hellen Streifen hinein. Die beiden anderen Blüten, mein Vater und ich, gehen ab jetzt einen anderen Weg, ohne sie. Der graue Stein könnte der Ballast sein, den sie zurücklässt, zum Beispiel ihre Krankheit. Diese Deutung gefällt mir und ich hoffe sehr, dass meine Mutter genau so empfunden hat.

Es ist ein wunderschönes Bild, hell und freundlich, mit sanften Farben. Die Farbe schwarz, die immer mit dem Tod in Verbindung gebracht wird, kommt überhaupt nicht vor. Dem Betrachter vermittelt es einen Eindruck von Ruhe und Frieden und keineswegs von Angst oder Bedrohung. Mir bedeutet es sehr viel und es hängt, sorgfältig eingerahmt, in unserem Wohnzimmer.

Sehr froh bin ich, dass meine wichtigste Begegnung mit dem Tod, so traurig sie für uns alle war, auch so viel Positives für mich hatte. Der Gedanke an den Tod ist dadurch nicht beängstigend für mich, nur wäre es mir jetzt noch entschieden zu früh, müsste ich jetzt sterben. Meine Mutter hätte sicher auch gerne noch ein paar Jahre gelebt, aber sie konnte sich sicher sein, dass ihre liebsten Angehörigen, mein Vater und ich, auch ohne sie zu Recht kämen. Ich wohnte schon nicht mehr zu Hause, hatte einen Beruf erlernt und Heiratspläne. Mein Vater war schon immer der perfekte Hausmann und hatte während ihrer Krankheit den Haushalt auch allein gemanagt. Sie würde eine große Lücke hinterlassen, aber weder einen hilflosen Ehemann, noch ein kleines Kind.

Wenn ich jetzt sterben müsste, würde ich auch keinen hilflosen Ehemann hinterlassen, auch keine sehr kleinen Kinder, aber immerhin Schulkinder, die noch einige Jahre Vater und Mutter brauchen. Außerdem habe ich meine Kinder nicht bekommen, um sie zu verlassen, wenn sie erst halb erwachsen sind. Vielleicht klingt das egoistisch, aber ich möchte sehen, wie sie groß werden und was aus ihnen wird und ich möchte die Möglichkeit haben, ihnen nach Kräften dabei zu helfen, ihre Lebenspläne zu entwickeln und zu verwirklichen. Genau dafür bin ich Mutter geworden. Volker und ich haben auch noch eine Menge vor. Mit ihm zusammen möchte ich für unsere Kinder da sein und später unser Leben neu gestalten, wenn die Kinder mal nicht mehr bei uns wohnen. Das alles würde mir entgehen, wenn ich jetzt sterben würde. Eine Menge würde ich da verpassen und das will ich nicht. Als ich Christina von meiner Krebs-Diagnose berichtete, war einer ihrer ersten Sätze: „Auch wenn du jetzt Krebs hast, gestorben wird deshalb noch lange nicht!" Damit hat sie vollkommen Recht.

Ich werde leben!!!

Mein Leben finde ich nicht immer einfach, aber trotzdem jederzeit lebenswert. Ob ich glücklich sein kann, ist immer eine Sache der Perspektive, aus der ich betrachte, was mir widerfährt. Meine Krankheit kann ich als schweren Schicksalsschlag betrachten und mich schrecklich deswegen bedauern. Ich kann sie aber auch als Herausforderung oder Chance auffassen, im Leben neue Wege auszuprobieren. Was macht mich wohl glücklicher? Schlecht gelaunt kann ich aufs walken verzichten,

weil es regnet. Ich kann mich aber auch regenfest anziehen und die feuchte Waldluft in vollen Zügen genießen. Was macht mich wohl glücklicher? Wenn der Wecker wieder schrecklich früh meine Nacht beendet, kann ich mich darüber ärgern, dass ich aufstehen muss, obwohl ich noch so müde bin. Andererseits kann ich mich recken und strecken, tief durchatmen und mich darüber freuen, dass ich lebe und es mir gut geht. Was macht mich wohl glücklicher? Es gibt viele kleine Dinge im Alltag, über die ich mich freuen kann, wenn ich sie nur sehe, dann ist es keine Kunst, glücklich zu sein.
Natürlich wird für mich, genau wie für alle anderen Menschen auch, einmal der Zeitpunkt kommen, an dem ich sterben werde. Ob mein Leben lang oder kurz war, ist dann nicht mehr so entscheidend, nur ob es glücklich war. Ein kurzes, glückliches Leben ziehe ich allemal einem langen, unglücklichen vor. Glück oder Unglück ist aber keine Schicksalsfrage, sondern abhängig von meiner Fähigkeit und meinem Willen, aus dem, was das Leben für mich vorsieht, das Beste zu machen.

Mittwoch, 09. Februar 2005

Um kurz vor Acht fahre ich zu Hause los. Die Aussicht, einen Vormittag auf der Arbeit verbringen zu können, gefällt mir außerordentlich gut. Irgendwie fühle ich mich viel lebendiger als an den vergangenen Tagen.
Erst gehe ich in die Praxis und sage Martin und Nadine guten Morgen, dann begebe ich mich nach vorn in die Wellness-Abteilung, wo mir auch prompt Uschi über den Weg läuft. Sie erkennt mich kaum wieder, drückt und umarmt mich und freut sich, mich zu sehen. „Siehst du gut aus, du strahlst ja so", sagt sie. „Wenn ich nicht wüsste, dass du krank bist, ich würde es nicht glauben." Sie hat ein paar Minuten Zeit und wir schaffen es, in dieser kurzen Zeit jede Menge Neuigkeiten auszutauschen. Das tut

mir so gut, dass ich ganz beschwingt wieder zurück in die Praxis schwebe. Dort unterhalte ich mich ein wenig mit einer Patientin, bis Ulla kommt. Wir haben beide noch nicht gefrühstückt und machen uns sofort auf den Weg zum Frühstücksbuffet oben im Hotel. Natürlich steht uns auch dabei der Mund nicht still.

Um 10.00 Uhr kommt wie vereinbart meine Lieblingspatientin, Frau Wulf. Auch sie drückt mich fest an sich und überreicht mir eine große Schachtel feinster Pralinen. Wir haben uns seit Juli nicht mehr gesehen, wo sie sonst doch jede Woche zu mir zur Behandlung kommt. Die Behandlung dauert heute etwas länger, weil wir uns so viel zu erzählen haben. Es war eine prima Idee, hierher zu kommen, genau das habe ich gebraucht. Ulla verspricht mir zum Abschied, an meinem OP-Tag nächsten Freitag ganz fest an mich zu denken. Sie möchte auch meine Krankenhaustelefonnummer haben, um mich dort anrufen zu können. Mit vielen guten Wünschen bedacht, mache ich mich schließlich auf den Heimweg. Alle sind so lieb zu mir!

Donnerstag, 10. Februar 2005

Es lässt sich nicht leugnen, der OP-Termin rückt immer näher. Von mir aus könnte er schon diesen Freitag sein, je eher desto besser. Angst habe ich keine, denn ich habe einen sehr guten Eindruck vom Krankenhaus in Düsseldorf und Vertrauen zu den Ärztinnen, die mich operieren werden.

Bisher konnte ich mich aktiv an meiner Therapie beteiligen. Durch meine Einstellung und meine Lebensweise habe ich Einfluss darauf nehmen können, wie mein Körper die Chemo vertrug. Auch während die Infusionen durchliefen, konnte ich genau beobachten, was mit mir geschah. Die OP ist jetzt etwas, bei dem ich mich ganz und gar anderen Menschen anvertrauen muss oder darf. Das ist einerseits etwas unheimlich, andererseits aber auch ein gutes Gefühl. An diesem Punkt kümmern sich andere darum, dass ich wieder gesund werde. Für den einen Tag kann ich die Verantwortung dafür einfach abgeben. Ich werde dieses Ereignis verschlafen und wenn ich wieder aufwache, habe ich keine anderen Pflichten, als mich zu erholen.

Als sehr wichtig für mich empfinde ich die Tatsache, dass ich bisher nur eine einzige Nacht im Krankenhaus verbringen musste. Dadurch, dass die Chemo ambulant durchgeführt werden konnte, habe ich mein ganz normales Leben weitergeführt, mit dem einzigen Unterschied, dass ich nicht arbeiten ging. Für meine Familie war das sicher von großer Bedeutung. Sie brauchte nicht auf mich zu verzichten. Es war keine Organisation nötig, wer nach der Schule für die Kinder da ist. Auch wenn ich nicht immer gut drauf war, so stand ich aber doch stets als Ansprechpartner zur Verfügung. Zu Hause zu sein, vermittelt ein Gefühl von Normalität. Mein Alltag weicht nur wenig vom gewohnten ab und ich fühlte mich deshalb durch die Krankheit nicht aus der Bahn geworfen. Das Gleiche gilt für die Einnahme von Medikamenten. Ich brauchte immer nur zwei bis drei Tage nach der Chemo Medikamente einzunehmen, aber nicht dauerhaft. Wahrscheinlich hätte ich mich bei einer Notwendigkeit zur regelmäßigen Einnahme viel kränker gefühlt. Normalität ist ein ganz wichtiger Faktor für mich, um mich wohlzufühlen. Auch der kommende Krankenhausaufenthalt wird kurz sein, höchstens eine Woche hat Frau Dr. Becker mir versprochen. Ich werde aber nicht auf eine frühzeitige Entlassung drängen, denn im Krankenhaus brauche ich mich um nichts zu kümmern. So kann ich mich von den Folgen der OP sicher besser erholen, als zu Hause, wo ich doch keine Ruhe halten könnte.

Ich kann mich noch schwach daran erinnern, wie meine Eltern mit mir als kleinem vierjährigen Mädchen oft vor dem Krankenhaus meiner Heimatstadt stehen blieben, um zu einem bestimmten Fenster hinaufzurufen. Dort erschien dann meistens meine Oma und wir haben ihr zugewunken. Manchmal kam auch nur eine andere Patientin dieses Zimmers ans Fenster und teilte uns mit, meine Oma könne gerade nicht aufstehen. Ich war dann immer sehr enttäuscht. Wie lange sie krank war, weiß ich nicht, aber sie musste viel Zeit im Krankenhaus verbringen. Das ist jetzt weit über dreißig Jahre her. Auch meine Mutter war während ihrer zehnmonatigen Krankheitsdauer etwa vierzehn Wochen im Krankenhaus. Eigentlich kann ich froh sein, heute, so viele Jahre nach den beiden, an Krebs erkrankt zu sein. Auf diesem Gebiet wurde zwischenzeitlich durch intensive Forschung enorm viel am Therapieablauf und somit auch an den Heilungschancen verbessert.

Freitag, 11. Februar 2005

Das Wetter ist furchtbar, strömender Regen bei plus 7 Grad. Da stellt sich die Frage, ob ich wirklich walken gehen soll. Habe ich dazu vor ein paar Tagen nicht etwas geschrieben? Was macht mich glücklicher, über den Regen ärgern und zu Hause bleiben oder regenfest anziehen und walken gehen? Damit ist entschieden, dass ich jetzt losziehe.

Natürlich schaue ich erst nach den Pferden. Obwohl sie einen Stall haben, scheinen sie die Nacht im Freien verbracht zu haben, denn sie sind ganz nass. Frierend stehe ich im Regen und füttere sie mit Möhren. Vielleicht sollte ich doch wieder heimfahren? Nein, ich werde es wenigstens versuchen. Wenn mir nach einer Runde immer noch kalt ist, kann ich ja aufhören. Gesagt, getan. Frierend und ohne große Motivation marschiere ich los. Der Regen prasselt auf mich herunter, meine Hände sind eiskalt, ebenso die Füße. „Gleich darfst du wieder heimfahren", verspreche ich mir. Nach einer halben Runde kommt Leben in meine Füße und Hände und mir wird es angenehm warm. Vielleicht gehe ich ja doch zwei Runden. Es werden sogar vier. Je mehr mein Kreislauf in Gang kommt, um so wohler fühle ich mich. Der Regen prasselt zwar unvermindert auf mich hernieder und der Wind schüttelt immer wieder dicke Tropfen von den Bäumen, aber mir macht das jetzt nichts mehr aus. Bestens gelaunt stapfe ich durch die Pfützen. Gut, dass ich mir vom Geburtstagsgeld richtig gute, wasserfeste Laufschuhe gekauft habe, so bleiben meine Füße trocken und warm. Eigentlich hatte ich damit gerechnet, den Wald heute ganz für mich allein zu haben, aber es sind noch ein paar andere hartgesottene Sportler unterwegs. Wieder zu Hause, genieße ich eine heiße Dusche, bevor ich gemütlich frühstücke.

So langsam werde ich wieder fit. Die letzte Chemo liegt fast drei Wochen zurück und ich habe mich gut erholt. Wenn ich allerdings an die Zeit unmittelbar vor der Chemo zurückdenke, so muss ich doch zugeben, dass ich allerhand von meiner damaligen Fitness eingebüßt habe. Das Laufen zwischendurch musste ich aufgeben und ich merke schon nach vier Runden, das sind knapp acht Kilometer, dass es Zeit ist aufzuhören. Egal, denn jetzt kann ich ja wieder richtig loslegen. Die OP wird mich noch einmal bremsen, aber danach geht es nur noch aufwärts. Wenn ich schon so deutlich an Ausdauer verloren habe, obwohl ich während der Chemo fleißig weitergewalkt bin, wie wäre es dann wohl jetzt um meine körperliche Fitness bestellt, hätte ich die ganze Zeit nichts Sportliches getan?

Mittwoch, 16. Februar 2005

Meine Reisetasche habe ich schon gestern gepackt. Heute ist für mich nur noch wenig zu tun. Natürlich gehe ich zum Walken, denn dies ist die letzte Gelegenheit dazu vor der OP-Zwangspause.

Im Laufe des Vormittags rufen einige Leute an, um mir zu sagen, dass sie fest an mich denken und alles gut ausgehen wird. Außerdem klingelt der Postbote und bringt ein Päckchen, über das ich mich ganz besonders freue. Um das zu erklären, muss ich etwas weiter ausholen: „Schuld" an der Entstehung meines Tagebuchs hat meine Freundin Christina. Sie hat mich auf die Idee gebracht, die Erfahrungen mit meiner Krankheit zu Papier zu bringen. Ihr liegt schon seit kurz vor Weihnachten ein Exemplar vor. Inzwischen kann sie einige Seiten davon auswendig, weil sie immer wieder darin liest. Der Zufall will es, dass sie eine Bekannte besucht, die selbst Bücher schreibt und Bücher ausländischer Autoren ins Deutsche übersetzt. Christina erzählt ihr von meinem Tagebuch und zitiert einige Stellen daraus. Am gleichen Abend ruft Christina mich an und berichtet mir von diesem Treffen. „Ruf sie doch einfach mal an", schlägt sie vor. „Sie ist total nett." Ich versuche es direkt und unterhalte mich über eine halbe Stunde wunderbar mit dieser mir völlig fremden Frau. Ganz selbstverständlich führen wir das „Du" ein und sind uns auf Anhieb sympathisch. Sie, als Profi was das Schreiben angeht, nimmt mich mit meinen laienhaften Schreibversuchen absolut ernst, obwohl sie noch nichts davon gelesen hat. Wir sind uns zwar noch nie begegnet, reden aber gleich ganz locker über Gesundheit und Krankheit, Leben und Tod und die Auswirkungen, die solch eine schwerwiegende Erkrankung wie Krebs auf das Leben haben kann. Sie würde mein Tagebuch gern lesen und ich verspreche, ihr einen aktuellen Ausdruck davon zuzuschicken. So kommt wieder mal ein neuer

Kontakt zustande, den ich ohne den Tumor nicht hätte. Der Krebs verändert mein Leben zum Positiven, so seltsam es auch klingen mag.

Heute, drei Tage später, überreicht mir der Postbote ein Päckchen von ihr. Es enthält eines ihrer Bücher mit persönlicher Widmung und einer Karte mit vielen guten Wünschen für Freitag. Dieses Päckchen ist für mich das „Highlight" des Tages. Es fällt mir schwer, meine Freude darüber zu beschreiben. Da findet eine mir völlig fremde Frau so einfühlsame Worte. Natürlich will meine Freude darüber gleich aus mir heraussprudeln. Ich kann gar nicht anders, als Volker auf der Arbeit anzurufen, um ihm davon zu erzählen. Auch mit Christina muss ich kurz sprechen und mit Tante Maria. Danach wird die Reisetasche noch einmal aufgemacht, eins der schon eingepackten Bücher herausgeholt und durch das Buch von Irina ersetzt.

Eigentlich bräuchte ich erst morgen früh um halb Acht im Krankenhaus zu sein, aber das ist organisatorisch schwierig für uns. Volker und ich müssten schon vor Sechs Uhr losfahren und die Kinder wären mit ihrem Morgenprogramm sich selbst überlassen. Deshalb „darf" ich schon heute Abend kommen. Die Straßenverhältnisse sind teilweise winterlich, weshalb ich mich für eine Zugfahrt entscheide. Volker und Frederik bringen mich zum Bahnhof. Sie laufen dem abfahrenden Zug hinterher und winken wie verrückt. Solche Abschiedsszenen am Bahnsteig finde ich furchtbar. Auch dieses Mal bekomme ich feuchte Augen, zumal ich ja nicht zu einer Urlaubsreise aufbreche. Das geht aber zum Glück schnell vorüber und ich hole Irinas Buch hervor, um mir damit die Zeit zu vertreiben.

Pünktlich um 19.00 Uhr stehe ich auf der Station und bekomme ein Bett zugewiesen. Meine Bettnachbarin ist heute frisch operiert, aber schon wieder ziemlich fit und wir unterhalten uns prima.

Donnerstag, 17. Februar 2005

Ich schlafe nur mittelmäßig in diesem recht unbequemen Bett. Früh stehe ich auf, um mich zu schminken und anzuziehen. Heute passiert ja noch nichts mit mir, außer ein paar Untersuchungen, also möchte ich mich auch noch ganz „normal" fühlen. Hier auf unserer Station laufen sowieso alle Patientinnen, sobald sie können, normal angezogen herum. Man kann sie von den Besuchern nur an den blauen Stofftaschen unterscheiden, in denen sie nach der OP die Flaschen von den Drainagen mit sich herumtragen. Ab morgen wird mich auch so eine Tasche begleiten. Gut finde ich, dass ich zum Essen in die Cafeteria gehen kann. Es ist angenehmer, dort fast wie im Restaurant zu essen, als im Zimmer, auf der Bettkante sitzend. Ich unterhalte mich beim Frühstück auch gleich sehr angeregt mit meiner Tischnachbarin.

Danach sitze ich leider im Zimmer fest, weil ich auf Untersuchungen und Arztbesuche warten muss. Da kommt auch schon eine Schwester und bringt mir die OP-Ausstattung für Morgen: Engelhemd, einen sexy Netzschlüpfer (ganz entsetzlich) und ein Paar äußerst attraktive, weiße Anti-Thrombose-Strümpfe – na klasse. Dann entführt sie mich ins Untersuchungszimmer zur Rasur der Achselhöhlen. Das hatte ich zu Hause schon selbst erledigt und sie findet nichts mehr, zumal mir die Chemo dort sowieso kaum noch Haare gelassen hatte.

Meine letzte OP liegt ziemlich genau zwölf Jahre zurück. Es war eine kleine Sache und kam sehr überraschend, weshalb ich damals keine Zeit hatte, vorher darüber nachzudenken. Es musste halt sofort passieren. Dieses Mal weiß ich schon seit einem halben Jahr von der Notwendigkeit einer Operation. Durch mein Praktikum auf einer chirurgischen Station nach meinem Abitur, meiner Arbeit im Krankenhaus und ein paar Zuschauertagen in einem OP, kenne ich den Ablauf auch von der anderen Seite. Selbstverständlich ist die Patientenseite die weitaus unangenehmere. Man ist gezwungen, in absolut scheußlicher Verkleidung die Selbstbestimmung aufzugeben. Ein Trost ist es, dass dieser Vorgang wenigsten für das OP-Personal Routine ist und sich dort keiner mehr etwas dabei denkt.

Eine Schwester kommt, stellt mir viele Fragen und schickt mich zum EKG. Kaum zurück auf Station, muss ich in die Nuklearmedizin, um eine Wächterknotendarstellung durchführen zu lassen. Erst wird eine radioaktive Substanz seitlich der Brust unter die Haut gespritzt, dann werden sechs Aufnahmen gemacht. Jede dauert etwa zehn Minuten, in denen ich unbeweglich liegen bleiben soll. Nach einer Stunde Pause muss ich wiederkommen, für drei weitere Aufnahmen. Zwischendurch kann ich kurz vor Toresschluss noch ein Mittagessen ergattern, um von dort zum Anästhesiegespräch zu eilen. Zu guter Letzt wird bei mir noch angemalt, wo morgen geschnitten werden soll. Nachher kommt mein Stationsarzt zu einem Aufklärungsgespräch, dann ist das Vorbereitungsprogramm geschafft. Nicht mal zu einem Mittagsschläfchen hatte ich Zeit. Gegen 10.00 Uhr werde ich morgen von Oberärztin Frau Dr. Becker operiert werden. Zum Glück muss ich nicht bis zum Nachmittag warten.

Nun ist nichts mehr für mich zu tun. Es ist noch keine 18.00 Uhr und ich frage mich, wie ich den Rest des Tages hinter mich bringen soll. Das Telefon ist jetzt mein Draht zur Welt. Zuerst ruft Volker an, später Christina, Tante Maria und zum Schluss noch Ulla und Martin.

Diese Gespräche machen Spaß und verkürzen mir die Wartezeit. Gut, dass so viele an mich denken. Vor dem Schlafengehen genieße ich noch eine ausgiebige heiße Dusche, die letzte für mindestens zwei Wochen. Die Schlaftablette bewirkt, dass ich wunderbar schlafe.

Freitag, 18. Februar 2005

Viel zu früh werde ich geweckt. Die Visite kommt, hat mir aber nichts zu sagen. Danach taucht die Oberärztin Frau Dr. Becker auf und teilt mir eine Planänderung mit. Nicht sie wird mich operieren, sondern die Oberärztin Frau Dr. Riese und es wird auch später werden als 10.00 Uhr, eher um die Mittagszeit. Frau Dr. Riese stellt sich mir vor und ist mir sympathisch. Sie schaut sich meine bemalte Brust an und zeichnet noch eine Linie hinzu. Jetzt heißt es nur noch warten, furchtbar! Kurz nach 10.00 Uhr soll ich mich umziehen und eine Beruhigungstablette nehmen. Als ich vorschriftsmäßig präpariert wieder im Bett liege, ruft Volker an, genau im richtigen Moment, um mir noch einmal Mut zu machen. Er zählt mir alle Leute auf, die an mich denken und die Daumen für mich drücken. Zuversichtlich sinke ich danach wieder in die Kissen. Von der Tablette hoffe ich, schlafen zu können, dem ist aber nicht so. Als ich zwanzig Minuten später in den OP gefahren werde, bin ich so hellwach, dass ich mir, neugierig wie ich bin, alles noch genau anschaue. Der Narkosearzt stellt sich mir vor und vergewissert sich durch Fragen nach meinem Namen und meinem Geburtsdatum, dass er die richtige Patientin vor sich hat. „Haben Sie sich schon einen schönen Traum zurechtgelegt?", will er wissen, hält mir eine Maske über das Gesicht und -------------------- -- ich fliege kreuz und quer durch einen Raum, in dem Betten und Infusionsständer wild durcheinander stehen. ------------ --- Grelle Lichtblitze blenden mich und von irgendwoher höre ich Stimmen. --------------- „Ich wache auf", denke ich. Die große Erleichterung, die ich für diesen Moment erwartet hatte, bleibt aber leider aus. Stattdessen nehme ich nur eine grässliche Übelkeit wahr. --------------- Von weit her dringt eine Stimme zu mir durch: „Frau Illenseer, wie geht es Ihnen?" Es ist mir unmöglich, meine Augen zu öffnen und ich gerate in Panik, weil ich mich nicht verständlich machen kann. Ich muss der Stimme doch sagen, dass mir übel ist, sonst bekomme ich nichts dagegen. Es klappt dann doch irgendwie und die Stimme sagt, ich bekäme eine Ampulle ???. --------------- Mein Bett rollt, aber meine Augen lassen sich immer noch nicht öffnen. --------------- Scheinbar bin ich in meinem Zimmer, denn ich höre meine Bettnachbarin leise mit ihrem Besuch reden. --------------- Ich fühle mich seltsam körperlos, während unaufhörlich völlig zusammenhanglose Gedankenfetzen durch meinen Kopf rasen. Keinen davon bekomme ich zu fassen, keiner macht Sinn und ständig kommen neue hinzu, bis mein Kopf fast platzt. „Lasst mich in Ruhe, haut ab!", möchte ich schreien. „Ich will schlafen!" --------------- Eine Schwester kommt und kommentiert meinen Zustand mit den Worten: „Die Frau Illenseer lassen wir am besten noch ganz in Ruhe."

Meine Nachbarin sagt später: „Sie haben so fest geschlafen, ich musste immer wieder schauen, ob Sie noch atmeten." Gegen 17.00 Uhr werde ich, immer noch benebelt, auf die Bettkante gesetzt und eine Schwester hilft mir in meinen eigenen Schlafanzug. Danach muss ich schnellstens wieder in die Waagerechte. Den Weg zum Klo traue ich mir noch nicht zu, was auch nicht nötig ist. Essen und Trinken sind tabu, weil mir vorhin so übel war und allein der Gedanke daran ist mir zuwider. Volker ruft an, aber ich kann kaum den Hörer halten. Er soll alle davon abhalten, anzurufen, die den Plan haben, heute noch mit mir zu reden. Gegen 21.00 Uhr bin ich langsam wieder zu gebrauchen und rufe zu Hause an. Zuerst rede ich mit

Volker, dann mit den Kindern. Sie erzählen mir kleine Alltäglichkeiten ihres heutigen Tages. Es tut gut, so etwas Normales zu hören, denn das normale Leben scheint mir in weite Ferne gerückt. Wie gut, dass ich so eine liebe Familie habe, auf die ich mich freuen kann.

Die Nacht wird unruhig. Seit 10.00 Uhr morgens liege ich nun schon auf dem Rücken. Trotz Schmerzmitteln tut er gemein weh. Wäre das herrlich, könnte ich mich jetzt auf die Seite drehen und gemütlich einigeln. Statt dessen versuche ich, meine schmerzenden Rückenmuskeln zu entspannen, stelle ein Bein auf oder beide, rutsche mit dem Po mal nach rechts, mal nach links, ... nichts hilft. An der Wand über meinem Kopf blubbert das Sauerstoffgerät für meine Nachbarin und mein Bett quittiert jede noch so zaghafte Bewegung meinerseits mit quietschenden und knarrenden Geräuschen. Ob diese Nacht wohl jemals enden wird?

Samstag, 19. Februar 2005

Die fast schlaflose Nacht scheint man mir anzusehen und die Schwester bestimmt: „Frühstück bekommen Sie im Zimmer, ab Mittag können Sie dann nach unten gehen." Darüber bin ich sehr erleichtert, denn meinem Kreislauf fehlt jeglicher Schwung.
Erst gegen Mittag ziehe ich mich an und schminke mich. Kaum zu glauben, aber schon fühle ich mich wieder wie ein Mensch. Mein treuester Begleiter ist ein blauer Stoffbeutel. Zum Glück ist nur eine einzige Flasche drin, die durch einen Schlauch das Wundsekret aufnimmt. Manche Frauen hier tragen bis zu vier dieser Flaschen mit sich herum. Am Nachmittag besucht mich mein Vater. Weintrauben und Mandarinen wünsche ich mir von ihm als Mitbringsel, denn der Vitamingehalt der Krankenhauskost ist eher dürftig. Er spendiert mir auch

ein Stückchen Kuchen in der Cafeteria. Abends leisten mir Katja und Kai Gesellschaft. Den Rest des Tages hänge ich an der Telefonschnur und rede mir Fransen an den Mund. Gut, dass es das Telefon gibt.

Sonntag, 20. Februar 2005

Die Ärztin, die heute Visite macht, befreit mich von meinem Brustwickel, mit dem ich bis jetzt regelrecht gepanzert war. „Haben Sie einen BH dabei?", will sie wissen. Ich besitze nur Bügel-BH's, die jetzt völlig ungeeignet sind. Hier auf Station ist man aber auf solche Fälle vorbereitet und ich kann mir einen sehr ansehnlichen schwarzen Sport-BH aus angenehmem Material kaufen, der gut sitzt. Ohne Verband kann ich mir die Narbe anschauen. Ein acht bis zehn Zentimeter langer Schnitt zieht sich von Mitte der Achselhöhle in Richtung Brust. Die Brust hat lediglich eine kleine Delle, wo jetzt Gewebe fehlt, aber mit Delle lebt es sich leichter und vor allen länger als mit Tumor. Die Narbe wird später, wenn sie richtig verheilt ist, kaum noch auffallen. Habe ich ein Glück!

Christa würde mich gern besuchen, ist aber, wie so viele andere auch, schrecklich erkältet. Sie lässt es sich trotzdem nicht nehmen sich ins Auto zu setzen, um die zwanzig Kilometer hierher zu fahren und unten an der Pforte ein Geschenk für mich abzugeben. Nach einem ausgiebigen Mittagsschlaf hole ich es mir ab. Es ist ein gutes Buch mit einer lieben Karte dabei, einfach etwas zum Freuen.

Mit meiner Zimmernachbarin habe ich großes Glück. Wir verstehen uns gut, plaudern oder schweigen, gehen gemeinsam zum Essen und waschen uns gegenseitig den Rücken. Beide haben wir keinerlei Bedürfnis fernzusehen, also bleibt die Flimmerkiste aus. Am Donnerstag, als sie noch frisch operiert das Bett hüten musste, habe ich auf dem Gang die unangenehme Bekanntschaft zweier anderer Frauen gemacht, die unentwegt Details über ihre Krankheit und ihr Privatleben hinausposaunten, als würde sich alle Welt ausschließlich hierfür interessieren. Inzwischen haben sich vier solcher Xanthippen zusammengefunden. Beim Frühstück sitzen sie in der Cafeteria am Nebentisch. Sie versuchen alle vier, sich gegenseitig zu übertönen und mit Krankheitssymptomen, Dauer der OP, Anzahl der Drainagen und Narbenlänge zu überbieten. Dieser Wettbewerb gipfelt darin, dass sie dort am Esstisch ihre Blusen öffnen und sich gegenseitig ihre operierten Brüste präsentieren. Damit nicht genug, holen sie auch noch ihre Redon-Flaschen aus den blauen Stoffbeuteln, um zu vergleichen, wer von ihnen mehr dieses appetitlichen Wundsekrets produziert hat. Ist das zu fassen? Bin ich froh, nicht mit so einer Person das Zimmer teilen zu müssen. Volkers Reaktion auf meinen Bericht darüber ist: „Bist du sicher, dass die an der Brust operiert wurden und nicht am Kopf?"

Montag, 21. Februar 2005

Vom Schlachtruf einer Krankenschwester werden wir unsanft und viel zu früh geweckt: „Guten Morgen! Licht geht an! Bäuche frei!" Gut gelaunt und voller Power rattert sie den Wagen mit den Patientenakten ins Zimmer, reißt das Fenster auf und verpasst uns eine Anti-Thrombose-Spritze in den Bauchspeck, bevor wir überhaupt klar denken können. So schnell wie sie kommt, ist sie auch wieder weg und ich frage mich, ob ich wohl eine Erscheinung hatte. Aber das Licht scheint mir erbarmungslos ins Gesicht und die Einstichstelle am Bauch brennt, es muss wohl Wirklichkeit gewesen sein.

Kurz nach Sieben kommt schon die Visite. Dr. Kraus, der

Stationsarzt, ist mit meiner Wunde zufrieden und legt sich auf den Donnerstag als Entlassungstag fest. Gegen Zehn soll eine Krankengymnastin kommen und mir Übungen für den Arm zeigen. Sie kommt nicht und ich übe ein wenig in Eigenregie. Ein paar Telefonate lockern mir den Vormittag auf, außerdem habe ich viel Zeit zum Lesen. Am Nachmittag besucht mich mein Vater und wir setzen uns gemütlich in die Cafeteria.

Irina ruft an und wir reden eine gute Stunde, als wären wir alte Freundinnen. Nach dem Abendessen geht die Telefonitis munter weiter. Meine Familie versucht bestimmt schon lange, mich zu erreichen und kommt nicht durch, also nutze ich die Gunst der freien Leitung und gebe Klingelzeichen zu Hause. Sie kapieren sofort und rufen zurück. Alle klingen noch sehr verschnupft, aber Volker sorgt dafür, dass Dampfbäder gemacht und Vitamine geschluckt werden. Den heutigen Nachmittag haben die Kinder bei Volkers Bruder Werner und seiner Frau Gisela verbracht. Werner hat sie von der Schule abgeholt und ihnen leckeres Essen gekocht. Beiden hat es dort gut gefallen.

Kurz nach 22.00 Uhr klingelt mein Telefon. Wer ruft denn so spät noch an? Es ist Volker. Frederik hat plötzlich schlimme Ohrenschmerzen bekommen und ich höre ihn im Hintergrund weinen. Ich gebe Anweisung für mein Erstes-Hilfe-Programm bei Mittelohrentzündung. Am liebsten würde ich jetzt mit fliegenden Fahnen nach Hause eilen, den kleinen Kerl in den Arm nehmen und trösten. Stattdessen muss ich mich damit trösten, dass Frederik einen Papa hat, einen Vollblutvater, der jetzt alles daran setzt, ihm eine schmerzfreie Nacht zu ermöglichen.

Brief an Irina
Düsseldorf, 22. Februar 2005

Liebe Irina,

hier im Krankenhaus habe ich leider nur dieses banale karierte Papier, aber wichtiger als das Papier ist ja schließlich das, was draufsteht.

Unser Telefonat gestern hat mir viel Spaß gemacht. Während zweier schlafloser Stunden heute Nacht, habe ich es noch einmal durch meinen Kopf ziehen lassen. Ich glaube, ich habe pausenlos geredet, oder? Du bist weniger zum Zuge gekommen, tut mir leid. Voll motiviert habe ich danach bis spät abends noch allerhand zu Papier gebracht.

Fleißig lese ich in deinem Buch. Noch nie hatte ich das Vergnügen, ein Buch zu lesen, dessen Autorin ich kenne. Kennen ist zwar in unserem Fall übertrieben, aber das kann ja noch kommen. Ich lese aufmerksamer als sonst und denke zum ersten Mal intensiv darüber nach, wie so ein Buch entsteht. Normalerweise bin ich ein Querleser, vergesse sehr schnell Titel und Autor, sowie Nebenaspekte der Handlung, sobald das letzte Wort gelesen ist. Bei deinem Buch ist das völlig anders. Ich achte auf jedes Detail, lese Abschnitte ein zweites Mal und versuche, mir eine möglichst klare bildliche Vorstellung von der jeweiligen Szene zu machen. Ein ganz neues Leseerlebnis ist das für mich. Deine Karte dient mir als Lesezeichen und fast jedes Mal, wenn ich das Buch aufschlage, lese ich sie mir durch.

Heute ist nicht so mein Tag. Besuch ist keiner in Sicht und mir ist langweilig. Außerdem kommt heute vielleicht das Ergebnis aus der Pathologie. Bis gestern Abend habe ich mir darüber keine Gedanken gemacht. Ich musste erst noch die gröbsten OP-Folgen überstehen. Weiter reichte mein Blick noch nicht, aber jetzt. Möglicherweise waren ja doch Lymphknoten befallen Meine Gelassenheit schwindet dahin. Christina sagt zwar immer: „Bei der Chemo, die du hattest, kann da nichts mehr sein." Bisher habe ich auch fest daran geglaubt. Hier im Krankenhaus aber, wirkt alles bedrohlicher und meine Zuversicht gerät ins Wanken. Ich muss mir gut zureden, um nicht ins Grübeln zu verfallen. Aber selbst wenn Lymphknoten befallen waren, kann ich mir deshalb auch nicht die Kugel geben. Es ist wie es ist. Jetzt sind sie jedenfalls alle raus. Christina erinnert mich in jedem Telefongespräch: „Denk daran, du bist jetzt tumorfrei!"

Ich glaube, Christina setzt alles daran, uns alle in Kürze zusammenzubringen. Bei ihrem Organisationstalent dürfte ihr das auch gelingen. In diesem Sinne sage ich also: Bis bald!

Ganz herzliche Grüße

Deine Kerstin

Dienstag, 22. Februar 2005

Gerade komme ich vom Briefkasten zurück, als das Telefon klingelt. Es ist Irina. Vor fünf Minuten habe ich den Brief an sie in den Kasten geworfen und nun spreche ich mit ihr, wie schön.
Meine Stimmung ist nicht so rosig. Die Sorge um das Ergebnis bedrückt mich. So langsam finde ich es auch lästig, ständig Menschen um mich zu haben. Mit Macht breitet sich ein einziger Gedanke in mir aus: Ich möchte allein sein! Zwar ist auch die zweite Zimmernachbarin, die heute ankam, sehr nett und beide liegen lesend oder rätselnd in ihren Betten, aber sie sind anwesend. Jede

meiner Tätigkeiten wird von ihnen wahrgenommen, jedes Telefonat mitgehört. Ich will nach Hause! Mir ist zum Heulen! Nach Hause kann ich nicht, aber mein Wunsch nach Alleinsein wird erfüllt. Die neue Nachbarin muss zu einer längeren Untersuchung, die andere geht mit ihrem Besuch in den Aufenthaltsraum. Schon kann ich freier atmen. Jutta ruft an und wir quatschen lange, danach mein Vater, Petra und Christina. Mit jedem Gespräch steigt meine Stimmung und die Krise geht vorüber.

Mittwoch, 23. Februar 2005

Topfit und bestens gelaunt beginne ich den Tag. Dr. Kraus sagt bei der Visite: „Ein endgültiger Lymphknotenstatus ist noch nicht da, aber laut telefonischer Auskunft gestern, hat man im weiteren Umfeld nichts gefunden. Der Tumor hatte sich durch die Chemo enorm zurückgebildet. Sobald mir das endgültige Ergebnis vorliegt, komme ich zu Ihnen." Diese Sätze reichen aus, um mich zu beruhigen. Sorgen werde ich heute keine aufkommen lassen. Nach dem recht späten Frühstück, mache ich wieder Treppen-Fitness, vom Keller bis in die vierte Etage, bevor ich um 10.00 Uhr an der Gruppengymnastik teilnehme.

Mit ein paar Telefonaten und Lektüre in Irinas Buch, geht der Vormittag schnell vorüber. Bis um 16.00 Uhr mein Vater kommt, hat sich Dr. Kraus noch nicht blicken lassen. Meine Cousine Carina kommt ebenfalls spontan zu Besuch und bringt ihr Töchterchen Klara mit. Die Kleine ist ein halbes Jahr alt. Lange sitzt sie vergnügt auf meinem Bein und lutscht an ihrem Kugelmännchen aus Holz. Mit Vergnügen haut sie es danach auf den Tisch und freut sich über den Krach. So ein Baby ist schon süß, aber es ist angenehm, es abgeben zu können, wenn es schreit oder stinkt. Nicht nehmen lasse ich mir das Vergnügen, den Kinderwagen bis zum Ausgang zu schieben.

Wieder im Zimmer, richtet mir meine heute frisch operierte Nachbarin Grüße von Dr. Kraus aus. Die Befunde wären da und alles in Ordnung. Er hat den Bericht aus der Pathologie auf mein Bett gelegt, weil er mich nicht angetroffen hat. Überglücklich rufe ich zu Hause an und Volker fällt ein Stein vom Herzen. Von dem Bericht verstehe ich nur wenig. Christina hat mehr Ahnung und kann mir das meiste übersetzen. So wie das Ergebnis formuliert ist, waren sechs bis acht Lymphknoten noch nicht bösartig, aber in einem Vorstadium. Alle anderen waren in Ordnung. Der letzte Satz des Berichtes ist der beste: Vitales Tumor- oder Metastasengewebe ist nicht nachzuweisen. Das heißt, die Chemo hat gute Arbeit geleistet und alle Krebszellen abgetötet. Es hat sich gelohnt, Magenschmerzen, Modergeschmack, taubes Gefühl in Zehen und Fingern, sowie Gelenkschmerzen und Verdauungsprobleme zu ertragen. Von dem ehemals großen Tumor konnte man nur eine Narbe von etwa vier Millimeter finden. Mit Hilfe der Chemo habe ich ihn vertrieben. Ich bin tumorfrei!

Christa ruft an und freut sich mit mir. Dann stehen Katja und Kai in der Tür. Anstelle einer Begrüßung bekommen sie von mir das Ergebnis unter die Nase gehalten. Da habe ich mich gestern so verrückt gemacht und heute halte ich genau den Befund in Händen, den ich mir gewünscht und an den ich nach der ersten Ultraschallkontrolle bei Dr. Beyer so fest geglaubt habe. Es fällt mir schwer, für den Weg runter in die Cafeteria den Aufzug zu benutzen. Am liebsten würde ich die Treppe hinunter hüpfen und springen. Plötzlich fühle ich mich total gesund.

Später ruft Ulla an. Mit banger Stimme fragt sie: „Und?" Die treue Seele hat jeden Abend als letzte angerufen und mich sozusagen ins Bett gebracht. Mein Betthupferl nenne ich sie jetzt. Sie hat genauso ungeduldig auf das Ergebnis gewartet, wie ich. Ihre Erleichterung ist sogar durch das

Telefon deutlich zu spüren. Martin will auch mit mir reden. Ihn interessiert natürlich der genaue Wortlaut des Befundes. Ich lese ihm die wichtigsten Abschnitte vor und er ist beruhigt: „Das ist ein gutes Ergebnis, wie schön."

Spät klingelt noch einmal das Telefon. Lina ist dran und verkündet ganz aufgekratzt: „Wir wollen mit dir anstoßen." Volker hat ein Piccolo geköpft und auch den Kindern ein kleines Schlückchen Sekt eingeschenkt. Sie zählen bis drei und lassen die Gläser klirren. Ich muss schlucken und bekomme feuchte Augen. In meinem Nachtschränkchen lauern noch zwei Pralinen darauf, von mir genossen zu werden. Sie eignen sich zwar nicht zum Anstoßen, aber zum Feiern des Befundes kommen sie mir gerade recht.

Donnerstag, 24. Februar 2005

Heute ist Entlassungstag! Um 10.30 Uhr habe ich noch einen Termin zum ROK (Radio-onkologisches Konsil). Das ist ein Beratungsgespräch, an dem eine Oberärztin der Senologie, ein Onkologe, ein Strahlentherapeut, eine Psychologin und natürlich ich, als Patientin, teilnehmen. Fast pünktlich werde ich aufgerufen. Die Stimmung ist locker. Der Onkologe hat mir nichts zu sagen, denn die Chemo ist ja schon gelaufen. Also holt der Strahlentherapeut tief Luft und setzt zu einer großen Rede an: „Bei Ihnen haben wir den besonderen Fall, dass sämtliche bildgebenden Verfahren keinen Tumor in der Brust entlarven konnten. Auch die Gewebeproben, die bei der OP der Brust entnommen wurden, waren in Ordnung. Es ist also davon auszugehen, dass die Brust tumorfrei ist. Um mit der Therapie den größtmöglichen Erfolg zu haben, gehen wir aber lieber davon aus, dass in der Brust eventuell doch etwas gewesen sein könnte, das sich nicht sichtbar machen ließ. Deshalb schlage ich vor, sicherheitshalber die gesamte linke Brust etwas mehr zu bestrahlen, als normalerweise üblich. Nehmen Sie eine Woche Bestrahlung mehr in Kauf und Sie sind auf der sicheren Seite. Können Sie mit diesem Gedanken leben?" Das kann ich sehr gut. Nie wieder möchte ich einen Tumor haben. Wenn ein paar Bestrahlungen mehr eine bessere Heilungschance bedeuten, ist das keine Frage für mich. Er fragt, in welche Strahlenklinik ich gehen werde, ruft direkt dort an und vereinbart einen Termin für mich.

„Wo wohnen Sie genau?", will er danach wissen. „Bei Montabaur? Hm, wohnen Sie dort in dem großen gelben Haus auf dem Hügel?" Ziemlich irritiert schaue ich ihn an. Woher weiß dieser Mann, dass unser Haus leuchtend gelb gestrichen ist und oben auf einem Hügel steht? Dann fällt bei mir langsam der Groschen. Natürlich meint er das gelbe Schloss Montabaur, welches, auf einem Hügel thronend, von der Autobahn gut zu sehen ist. „Nun", erwidere ich, „das gelbe Haus auf dem Hügel, das Sie meinen, ist für meine Familie ein paar Quadratmeter zu groß, aber nur einen Hügel weiter steht ein anderes, kleineres gelbes Haus. Dort wohne ich mit meiner Familie." Alle müssen lachen über diese Wortspielereien und so wird unser eigentlich ernstes Gespräch locker beendet und wir verabschieden uns.

In der Tür des Warteraumes für das ROK steht eine Frau und schaut mich sehr intensiv an. Euphorisch, wie ich jetzt bin, strahle ich zurück. Ich bin schon fast an ihr vorbei, als sie leise sagt: „Sie sehen so hübsch aus." Völlig überrumpelt bleibe ich stehen. Das hat mir noch nie eine wildfremde Person gesagt. Ich habe zwar neu gekaufte Klamotten an, bin ordentlich geschminkt und habe meine Ersatzfrisur auf dem Kopf, aber sicher sehe ich für diese Frau nur „hübsch" aus, weil ich gerade so glücklich bin. „Sie sind mir gestern schon in der Cafeteria aufgefallen", fährt sie fort und fragt gleich weiter: „Sind Sie hier operiert worden und sind das Ihre eigenen Haare?" Bereitwillig gebe ich Auskunft. Sie hat gerade erst ihre Diagnose bekommen und wird gleich erfahren, was jetzt alles auf sie zukommt. Schon wird sie aufgerufen und ich gehe weiter, um in der Radiologie meine sämtlichen Röntgenbilder abzuholen. Danach sehe ich sie wieder im Warteraum und setze mich zu ihr. Sie wird die gleiche Chemo erhalten, wie ich sie hatte und sie fragt, wie ich das alles durchgestanden habe. In so kurzer Zeit kann man nicht viel reden, außerdem ist sie, glaube ich, viel zu aufgewühlt, um noch mehr Informationen zu verkraften. Ich erinnere mich plötzlich deutlich, wie es mir ging, als ich vor scheinbar ewigen Zeiten der Diagnose Brustkrebs gegenüber stand. Wir tauschen unsere Adressen aus. Ihr Name ist Manuela und sie lebt hier in Düsseldorf. Mal sehen, ob sie sich melden wird. Ich habe ehrliches Mitgefühl mit ihr und bin gleichzeitig froh, selbst schon das größte Wegstück hinter mir zu haben. Hoffentlich konnte ich ihr vermitteln, dass Chemo zwar nicht schön, aber in Verbindung mit der richtigen Einstellung, genau die Medizin ist, die Krebs heilen kann. Dass sie mich hübsch fand, zeigt ihr vielleicht auch, dass man als Krebspatient nicht zwangsläufig leidend aussehen muss.

Meine Familie holt mich ab, ein herrliches Gefühl! Als wir uns Montabaur nähern und ich das gelbe Schloss auf dem Hügel sehe, muss ich an den Strahlentherapeuten denken und erzähle meiner Familie davon. Nur wenige Minuten später stehen wir vor unserem gelben Haus, endlich! Zur Feier des Tages kocht Volker unser Lieblingsfischgericht. Danach lassen wir einen Sektkorken knallen und stoßen auf die guten Befunde und meine glückliche Heimkehr an. Morgen feiern wir weiter, denn Frederik hat Geburtstag. Er wird zehn Jahr alt.

Freitag, 25. Februar 2005

Volker hat heute Urlaub, so dass wir unserem Geburtstagskind in Ruhe gratulieren und gemütlich zusammen frühstücken können. Kaum sind die Kinder in der Schule und wir haben diverse Ärzte aufgesucht, für Überweisungen, Termine und dergleichen, verspüre ich Lust auf normales Leben. Gemächlich bummeln wir durch die Stadt und kaufen ein paar Kleinigkeiten ein. Mein treuer Begleiter, die Vakuum-Flasche, hängt in eines meiner Schlauchtücher verpackt, an einer Gürtelschlaufe meiner Hose und fällt kaum auf. Kochen werden wir heute ausfallen lassen, stattdessen gibt es für uns alle Mittagsbuffet im Chinarestaurant.

Brief an Manuela
Holler, 27. Februar 2005

Liebe Manuela,

wir kennen uns zwar kaum, aber mir fällt das „Du" einfach leichter, nimm es mir bitte nicht übel.

Unsere Begegnung auf dem Flur des Krankenhauses hat mich nicht kalt gelassen. Schlagartig fühlte ich mich in den August letzten Jahres zurückversetzt, als ich der Diagnose Brustkrebs gegenüberstand. Damals zog vor meinem inneren Auge das ganze Programm vorbei, das ich vor mir zu haben glaubte und nahm mir fast die Luft zum Atmen. Da es in meiner Familie schon viele Krebserkrankungen gegeben hat, war ich nicht überrascht, sondern dachte nur: „Da ist er jetzt also auch bei mir angekommen, der Krebs. Eigentlich ist es mir noch zu früh dafür, aber, wenn er jetzt schon da ist, muss ich eben sehen, wie ich ihn wieder los werde!"

Eine gute Bekannte, eher mütterliche Freundin, schickte mir eine Karte mit dem Spruch: „Geh soweit dein Auge reicht, und wenn du dort bist, siehst du weiter." Mit diesem Satz im Hinterkopf habe ich mich auf den Weg gemacht und bin ihn bis jetzt gegangen, ohne zu stolpern. Brustkrebs ist heute kein Todesurteil mehr und die Horrorgeschichten, die über Chemotherapie kursieren, kann ich nicht bestätigen. Jedes starke Medikament verursacht Nebenwirkungen, so auch die Chemo. Es gibt aber genug Möglichkeiten, diese Nebenwirkungen erträglich zu machen. Deine Einstellung zur Therapie entscheidet mit darüber, wie du sie verträgst. Betrachte die Chemo als das Mittel, welches deinem Körper hilft, den Tumor loszuwerden, als deinen Verbündeten. Zusammen seid ihr stark und der Krebs wird den Rückzug antreten. Bei mir hat es funktioniert. Ich bin jetzt tumorfrei und du wirst das auch einmal sagen können!

Von meinem Tagebuch habe ich dir erzählt. Eine Seite daraus lege ich diesem Brief bei. Sie ist entstanden am 17. Dezember 2004, einem Tag, wo es mir körperlich nicht besonders gut ging, der aber trotzdem ein guter Tag für mich war.

Fühle dich bitte nicht verpflichtet, mir zu antworten. Tu jetzt einfach nur das, von dem du glaubst, dass es richtig für dich ist. Ich wünsche dir alles Gute, viel positive Einstellung und trotz allem eine gute Zeit.

Herzliche Grüße
Kerstin Illenseer

Brief an Anja
Holler, 01. März 2005

Liebe Anja!

Dies wird ein Brief voller guter Nachrichten. Ich freue mich schon richtig darauf, ihn zu schreiben.

Heute ist mein fünfter Tag zu Hause und es geht mir gut. Morgens fühle ich mich, als könnte ich Bäume ausreißen, abends sind es dann nur noch kleine Büsche, aber immerhin. Meine Familie ist rücksichtsvoll und so kann ich mich schonen. In meinem eigenen Bett schlafe ich wunderbar (Das Krankenhausbett war eine Katastrophe), obwohl ich nach wie vor nur wie ein hilfloser Maikäfer auf dem Rücken liegen kann. Walken kann ich zwar frühestens in drei bis vier Wochen wieder, aber bei dem herrlichen Winterwetter mache ich jeden Tag einen Spaziergang.

Das Ergebnis der pathologischen Untersuchung war für mich ein voller Erfolg. Es wurden in dem entnommenen Gewebe keine lebenden Krebszellen mehr gefunden. Von den entfernten Lymphknoten waren zwar ein paar dabei, sich zu verändern, aber bösartig war noch keiner. Die Chemo hat ihren Zweck erfüllt.
Gestern war ich zur Kontrolle bei meiner Frauenärztin und sie meinte: „Das ist aber toll gemacht. Da wird man bald nichts mehr von sehen." Es war also eine gute Entscheidung, mich den Spezialisten in Düsseldorf anzuvertrauen. Dort fühlte ich mich sehr gut aufgehoben. Am letzten Tag dort lernte ich eine andere Patientin kennen, die auch aus dem Westerwald kam, aus einem Dorf ganz in unserer Nähe. Eine andere Patientin kam aus der Gegend von Hamburg und die Putzfrau erzählte uns, dass vor kurzem eine Patientin aus Mailand angereist kam. In Italien hätte man ihr wegen ihres gutartigen

Tumors die Brust amputiert, hier hat man sie erhalten. Das Krankenhaus ist also weithin bekannt.

Meine Haare wachsen wieder. Etwa zwei Zentimeter weicher, dunkler Babyflaum umrahmen mein Gesicht. Zu Hause laufe ich jetzt schon „oben ohne" herum. Mit meinem kahlen Schädel hatte ich da ein Problem. Ich fand den Anblick im Spiegel eigentlich gar nicht so schlimm, aber zeigen wollte ich mich so niemandem. Besonders Frederik ist von der zart sprießenden Haarpracht begeistert. Er kann es sich nicht verkneifen, bei jeder Gelegenheit über meinen Kopf zu streicheln und zu sagen: „Das ist so schön weich." Vorgestern kam meine Nachbarin Brigitte vorbei, um mir ein Blümchen zu bringen. Ich war auf Besuch nicht vorbereitet und hatte nichts auf dem Kopf. Natürlich wurden meine Haare zum Gesprächsthema und sie fragte vorsichtig: „Darf ich mal fühlen?" Vor die Tür traue ich mich so noch nicht, wäre auch viel zu kalt.

Am 9. März werde ich mich zum ersten Mal in der Strahlenklinik vorstellen. Wie es dort weitergehen soll, hat der Strahlentherapeut in Düsseldorf schon festgelegt. Es wird lästig sein, jeden Tag dorthin fahren zu müssen. Da geht eine Menge Zeit bei drauf, aber es muss halt sein. Auf die Anschlussheilbehandlung danach freue ich mich schon sehr. Nicht weit von dir soll es eine prima Klinik geben. Meine Freundin Simone war dort sehr zufrieden. Vielleicht wünsche ich mir, dass man mich dorthin schickt. Dann können wir uns endlich einmal treffen.

Mein sehnlichster Wunsch im Augenblick ist eine Dusche. Seit knapp zwei Wochen muss ich auf dieses Vergnügen jetzt schon verzichten. Waschen mit Waschlappen ist wenig effektiv. Außerdem kann ich in der operierten Achselhöhle kein Deo benutzen und habe das Gefühl, zumindest linksseitig zu stinken. Solange die letzte Drainage mit der Redon-Flasche dran noch nicht gezogen ist, werde ich auf zu viel Wasser auch noch verzichten müssen. Meine Frauenärztin war sehr erstaunt darüber, dass man mich mit so einer Flasche nach Hause geschickt hat. Normalerweise werden diese Drainagen am dritten oder vierten Tag nach der OP gezogen, was meist zur Folge hat, dass das Wundsekret alle paar Tage punktiert werden muss. Da laufe ich lieber mit Flasche herum, als mich dauernd punktieren zu lassen. Die Heilung geht doch auch viel schneller, wenn die Flüssigkeit abfließen kann, anstatt sich im Gewebe zu sammeln.

Du siehst, ich habe alles gut überstanden und bin bestens gelaunt. Ich hoffe, bei euch ist die Stimmung gut und freue mich schon auf deinen angekündigten Brief.

Alles Liebe
Kerstin

Donnerstag, 03. März 2005

Meine Frauenärztin, Frau Dr. Zott, stellte mir vorgestern ein Rezept über zwei Vakuum-Flaschen aus, mit dem ich in die nächste Apotheke ging. Natürlich waren die Flaschen nicht vorrätig, aber im Computer aufgelistet und somit bestellfähig. Heute wollte ich sie abholen und anschließend von Frau Dr. Zott auswechseln lassen.

Gerade ruft eine Arzthelferin von Frau Dr. Zott an: „Die Apotheke hat ein Problem mit Ihren Vakuum-Flaschen. Sie sind nicht lieferbar. Wir haben sie jetzt bei der Firma bestellt, die uns sämtlichen Praxisbedarf liefert. Rufen Sie bitte morgen Mittag gegen 13.00 Uhr an, ob sie auch wirklich da sind." Das ist ja toll! Man hatte mir im Krankenhaus zwei Flaschen mitgegeben, aber die letzte davon habe ich in Gebrauch und sie enthält schon reichlich Flüssigkeit.

Außerdem hat sie heute morgen ein paar zischende Laute von sich gegeben und seitdem kein Vakuum mehr. Das heißt, sie saugt keine Flüssigkeit mehr an. Etwas verunsichert rufe ich in Düsseldorf im Krankenhaus an und rede mit einer Schwester meiner Station. „Es ist zwar nicht so gut, wenn sich jetzt die Flüssigkeit im Gewebe sammelt, aber sobald morgen die Flasche ausgetauscht wird, kann ja alles ablaufen", bekomme ich als Auskunft. Sie selbst hätten genug Flaschen vorrätig, ob ich nicht vorbeikommen könnte? Bei 140 Kilometern Entfernung ist das aber nicht so einfach. Etwas frustriert lege ich auf. Mit diesen Auskünften möchte ich mich nicht zufrieden geben. Wo bekomme jetzt ich so eine Flasche her? Soll ich vielleicht im nächsten Krankenhaus darum betteln gehen, oder mit Frederiks Spielzeugpistole bewaffnet dort in den OP eindringen? Es kann doch nicht so schwer sein, so eine Vakuum-Flasche zu besorgen. Vielleicht sollte ich es noch bei einer zweiten Apotheke versuchen. Gesagt, getan. Am Telefon schildere ich der Apothekerin mein Problem. Man will sich erkundigen und zurückrufen. Fünf Minuten später klingelt schon das Telefon. Die Auskunft ist sehr erfreulich: „Die Flasche, die Sie haben wollten, können wir nicht besorgen, aber eine Vakuum-Flasche von einer anderen Firma ist heute noch lieferbar. Der einzige Unterschied ist, sie ist aus Glas und nicht aus Kunststoff. Allerdings wird die Krankenkasse die Kosten dafür nicht übernehmen." Das ist mir völlig egal. Bei einem Preis von 3,50 Euro pro Stück, leiste ich mir den Luxus, gleich zwei davon zu bestellen. Nachmittags kann ich sie abholen, aber sie sind für mich nicht brauchbar, weil sie ganz andere Deckel haben, Fehlversuch. Hoffentlich werden morgen meiner Ärztin die Richtigen geliefert, sonst muss ich doch nach Düsseldorf fahren. Ich bin sauer, dass sich so eine Kleinigkeit nicht regeln lässt. Wütend starre ich die alte Flasche an, die völlig nutzlos dort an meinem Gürtel hängt.

Freitag, 04. März 2005

Die Flaschen-Problematik von gestern löst sich kurz nach dem Aufstehen ganz von alleine. Ich schlüpfe aus meinem Schlafanzugoberteil und muss feststellen, dass der Schlauch herausgerutscht ist, ganz ohne dass ich etwas gemerkt habe. Ist das nun gut oder nicht? Skeptisch betrachte ich mich im Spiegel. Ist die Gegend um die Narbe auch nicht dicker geworden? Ich hätte keine Lust auf eine Punktion. Mittags fahre ich zu Frau Dr. Zott. Sie schaut sich die Sache an und meint zufrieden: „Das sieht gut aus, aber am Montag möchte ich Sie noch mal sehen."

Montag, 07. März 2005

Lina hat wegen den Abiturprüfungen schulfrei, Frederik bleibt zu Hause, wegen eines Virusinfekts und Volker kommt wegen des gleichen Infekts schon mittags von der Arbeit und legt sich ins Bett. Mich hat die allgemeine Erkältungswelle bisher zum Glück verschont. Hoffentlich bleibt das so, besser ich prahle damit nicht herum.

Gegen Mittag habe ich einen Termin bei Frau Dr. Zott. Meine dringendste Frage lautet: „Darf ich wieder duschen?" Sie schaut sich die Narbe noch einmal genau an und sagt dann lachend: „Ja, Sie dürfen!" Herrlich, diese Vorstellung. Heute Abend werde ich mindestens so viel Wasser verbrauchen, wie ich achtzehn Tage lang eingespart habe. Vorher machen Lina und ich uns noch richtig schmutzig. Wir fahren zu den Pferden und putzen ihnen den gröbsten Dreck und jede Menge Staub aus dem dichten Winterfell, bevor wir sie mit einer Riesenportion Karotten verwöhnen. Ich glaube, auch sie genießen die Kraul- und Schmusestunde. Sie wurden mehrere Wochen nicht geritten und manchmal scheint es mir, sie langweilen sich.

Abends ist es dann soweit. Ich verkünde meiner Familie: „Für die folgende Stunde gehört das Bad mir allein." Vorhin habe ich dort schon die Heizung aufgedreht und es ist gemütlich warm. Minutenlang lasse ich mir das heiße Wasser in den Nacken prasseln, bevor ich fast ebenso lange mein Gesicht in den Wasserstrahl halte – ist das schön. Auch während der kahlköpfigen Zeit habe ich es mir nie nehmen lassen, meinen Kopf mit Shampoo zu waschen. Heute schäume ich endlich wieder richtige Haare ein. Noch nie hat das Duschgel so gut gerochen und noch nie habe ich ein Bodypeeling so genossen. Was sonst fast zum täglichen Programm gehört, ist heute ein kleines Fest für mich. Auf die ausgiebige heiße Dusche lasse ich eine kurze kalte folgen. Meine Haut ist leuchtend rot und kribbelt angenehm. Ich fühle mich so richtig lebendig. Anschließend creme ich mich von oben bis unten ein und hole meinen Lieblingsschlafanzug aus dem Schrank. Zufällig habe ich gerade heute auch die Betten frisch bezogen, Generalreinigung sozusagen.

Leider bin ich immer noch nicht in der Lage, auf der Seite zu liegen, nicht einmal auf der unversehrten Rechten. Ich weiß einfach nicht, wohin mit meinem linken Arm, immer drückt er auf die Narbe, die noch dick und wulstig ist. Wie könnte ich für dieses Problem Abhilfe schaffen? Wenn ich ihn doch auf einem dicken Polster ablegen könnte, den Arm, aber was wäre als Polster geeignet? Ein Probeliegen mit einem zusammengerollten Schlafsack scheint sehr vielversprechend. Das werde ich heute Nacht versuchen. Der arme Volker. Seit ich aus dem Krankenhaus zurück bin, liegt eine Barriere aus weichen Kissen zwischen uns, auf der mein linker Arm ruht. Heute Nacht werde ich ihm auch noch den Rücken zukehren und statt ihn einen Schlafsack umarmen. Hoffentlich wird er nicht eifersüchtig.

Die dicke, wulstige Narbe ist noch ein Problem für mich.

Es kostet mich große Überwindung, sie anzufassen. Morgens und abends mache ich es mir zur Pflicht, sie mit Narbensalbe einzucremen, damit sie weicher wird. Das taube Gefühl ringsum ist einfach fies. Noch unangenehmer sind allerdings die Sensibilitätsstörungen im Oberarm. Seine Rückseite war erst völlig taub, erwacht aber langsam wieder zum Leben. Die Haut fühlt sich an wie verbrannt, allein die Reibung der Kleidung tut weh. So entsteht ein Dauerschmerz, der gegen Abend immer schlimmer wird und mich ziemlich mürbe macht. Bis zu einem halben Jahr kann dieser Zustand anhalten, tolle Aussichten. Dafür ist mein Magen wieder ganz in Ordnung, die Verdauungsstörungen haben sich gegeben und das Kribbelgefühl in Fingern und Zehen gehört der Vergangenheit an. Jetzt warte ich nur noch darauf, dass mein Körper die Hormonproduktion wieder aufnimmt. Die monatlichen Regelmäßigkeiten, die mir sonst immer lästig waren, würde ich jetzt freudig begrüßen. Zur Zeit fühle ich mich, was meine Rolle als Frau angeht, in den Vorruhestand versetzt.

Dienstag, 08. März 2005

In der Bücherei treffe ich Annette. Sie hatte seit ein paar Wochen einen Teil meines Tagebuchs zum Probelesen. Sie hat aber mit dem Thema Krebs arge Probleme. Vor kurzem sagte sie zu mir: „Wenn du nicht so locker mit deiner Krankheit umgehen würdest, ich wüsste nicht, wie ich mich dir gegenüber verhalten sollte." Nun hat sie es also geschafft, meine Erfahrungsberichte zum Thema Brustkrebs und Chemotherapie zu lesen. Sie meint dazu: „Du hast deine „Tiefs" gar nicht beschrieben, aber sicher hattest du keine Lust zu schreiben, wenn es dir besonders schlecht ging." Diese Äußerung irritiert mich ziemlich. Gerade an meinen schlechten Tagen hatte ich das Bedürfnis zu schreiben. Meine schlechte Laune ist doch oft genug erwähnt, ebenso die ganze Bandbreite an Nebenwirkungen, von Haarausfall über Modergeschmack bis hin zu Gelenkschmerzen. „Das steht doch alles da drin", erwidere ich erstaunt. „Was hast du denn erwartet? Ich habe ehrlich beschrieben, wie es war, aber dazuerfinden werde ich nichts." Annette erwartet im Zusammenhang mit Krebskrankheit und Chemotherapie viel mehr Schrecklichkeiten und weil sie diese in meinem Buch vermisst, meint sie, ich hätte sie verschwiegen. Ihr fehlt die Beschreibung eines großen psychischen Tiefs, eines tiefen schwarzen Loches. Damit kann ich nicht dienen, denn ich hatte keins, was ich ihr auch sage. „Du bist ein beneidenswerter Mensch", findet sie. Da gebe ich ihr völlig Recht. Sehr froh bin ich darüber, dass ich mir bisher meine Zuversicht und meinen Optimismus bewahren konnte. Das macht es mir unendlich viel leichter, aber auch meinen Mitmenschen. Würde ich mich deprimiert zurückziehen, wüsste keiner, wie er mir helfen könnte. Das wäre der Beginn einer sehr negativen Spirale. Fehlgeschlagene Hilfsversuche meiner Familie und Freunde würden dazu führen, dass sie bald entmutigt aufgeben und sich ratlos zurückziehen würden. Ich hätte wiederum das Gefühl, mit meinen Sorgen und Ängsten allein zu sein. Eine Hilflosigkeit auf beiden Seiten wäre das Ergebnis. Dadurch, dass es mir aber meist gelingt, die positiven Kleinigkeiten meines Alltags in gute Laune umzuwandeln, hat auch niemand ein Problem damit, wenn ich dann doch mal jammere. So lässt es sich trotz Krebs wirklich gut leben. Wie aber kommt es, dass ich so gut mit meiner Krankheit umgehen kann? Womit habe ich verdient, dass es mir trotz Krebs so gut geht? Dafür kann ich keine Erklärung finden, sondern bin einfach nur froh und dankbar, dass es so ist. Ich fühle mich wohl in meiner Haut!

Mittwoch, 09. März 2005

Volker kommt zur seelischen und moralischen Unterstützung mit zum Gespräch mit dem Strahlentherapeuten Dr. Chumulla. Das ist ein beruhigendes Gefühl für mich, denn vier Ohren hören mehr als zwei und wir können uns über das Gehörte austauschen.

Dr. Chumulla studiert meine Unterlagen und erklärt mir die Bilder von MRT und CT. Er ist nicht überzeugt davon, dass in der Brust wirklich kein Tumor war, denn in den Befunden ist immer nur von einer Lymphknotenmetastase die Rede. Deutlich zeigt er seine Skepsis über die erfolgte Operation. Er redet davon, dass man sicherheitshalber eine subkutane Mastektomie hätte machen sollen, dass heißt, die Brust praktisch aushöhlen und ein Silikonimplantat einsetzen. Ich kann kaum glauben, was ich höre. Warum hat da in Düsseldorf niemand drüber nachgedacht? Die Vorstellung, so eine Operation machen zu lassen, verursacht mir allerdings Gänsehaut, wie schrecklich. Den Therapievorschlag des Düsseldorfer Strahlentherapeuten kann er nicht nachvollziehen. „Normalerweise bestrahlt man das operierte Gebiet, um eventuell noch vorhandene Krebszellen abzutöten. Sie sind in der Achselhöhle operiert, dort soll aber laut dieser Angaben hier gar nicht bestrahlt werden, sondern als Vorsichtsmaßnahme die gesamte Brust mit einer enorm hohen Dosis. Das kann sichtbare Gewebeveränderungen hervorrufen. Noch nie habe ich eine junge Brust derart bestrahlt. Außerdem kann in einem so bestrahlten Gewebe auch wieder Krebs entstehen. So kann ich das nicht übernehmen. Ich werde mit dem Kollegen telefonieren", sind seine Überlegungen. Mit Hilfe von Zeichnungen erklärt er uns seine Bedenken und wir finden sie einleuchtend. Immer wieder betont er auch: „Sie sind kein Standardfall und passen in keine Schublade. Bei hundert Ärzten bekämen Sie zweihundert Meinungen. Man muss genau überlegen, was für Sie das

Beste ist." Er wird versuchen, mit dem Arzt in Düsseldorf Kontakt aufzunehmen und außerdem mit anderen Kollegen im Haus über meinen Fall sprechen. Morgen soll ich anrufen und nachfragen. Termine können wir trotzdem schon vereinbaren. Ich muss länger warten, als mir lieb ist, denn die Warteliste ist lang. Am 1. April muss ich zum CT kommen, am 8. April zum Einzeichnen und am 11. April zur ersten Bestrahlung, danach jeden Tag. Wie oft, hängt ab von der Dosis, die ja jetzt noch nicht feststeht.

Nach diesem Gespräch bin ich sehr verunsichert und froh, mit Volker darüber reden zu können. Gut, dass er alles mit angehört hat, denn ich hätte ihm das nur unzureichend und vor allem nicht wertungsfrei erklären können. So kann er sich besser eine eigene Meinung bilden. Beide haben wir einen guten Eindruck von Dr. Chumulla und fühlen uns hier an der richtigen Adresse. Er wird sich die größte Mühe geben, die am besten für mich geeignete Therapieform zu finden, davon sind wir überzeugt.

Montag, 14. März 2005

Dr. Chumulla meldet sich bei mir, nachdem er mit dem Düsseldorfer Strahlentherapeuten telefoniert hat. Nach wie vor steht er dessen Anordnung sehr skeptisch gegenüber und möchte, dass ich einen Termin bei einem plastischen Chirurgen mache, um mich über dessen Möglichkeiten zu informieren. Das heißt im Klartext: Anstatt meine Brust bestrahlen zu lassen, soll ich mir eine Silikonbrust anoperieren lassen. Ich bin entsetzt. Einmal habe ich eine Patientin mit einem solchen Ersatzteil behandelt. Sie fühlte sich sehr unwohl damit und optisch war es auch nicht schön. So eine Lösung kommt für mich gar nicht in Frage, entsetzlich! Ziemlich deprimiert sitze ich nach dem

Telefonat auf der Couch und mein Gedankenkarussell setzt sich nach langer Pause wieder einmal in Gang. Was ist so schrecklich an der von Düsseldorf vorgeschlagenen Behandlung? Warum will Dr. Chumulla mich zu so einer einschneidenden Operation überreden, anstatt die Bestrahlung durchzuführen? Warum wurde solch ein Gedanke bei den Brustspezialisten in Düsseldorf überhaupt nie auch nur angedacht? Frustriert rufe ich Volker an. Ich muss diese unangenehmen Neuigkeiten einfach mit ihm teilen. Er ist wie vor den Kopf geschlagen und erst einmal sprachlos. Ziemlich gemein fühle ich mich hinterher, ihn so geschockt zu haben, aber mir hat es gut getan, diesen Frust loswerden zu können. Trotzdem geht es mir nicht wirklich gut, im Gegenteil: Bis vor einer halben Stunde war für mich die Welt noch in Ordnung. Jetzt fühle ich mich wieder ins Krankenhaus verfrachtet, spüre die grässliche Übelkeit nach der Narkose und sehe mich mit einer Tasche voller Vakuum-Flaschen dort über den Flur schleichen. In meinem Kopf entsteht ein neues, völlig asymmetrisches Spiegelbild von mir, mit meiner natürlichen rechten Brust und einem unnatürlich vorstehenden Silikonersatzteil auf der linken Seite. Panik breitet sich in mir aus und ich merke, wie mir die Tränen kommen. „Stopp jetzt!", sage ich energisch zu mir selbst. „Steigere dich da nicht hinein. Noch ist hier gar nichts entschieden. Niemand kann dich zu so einer Operation zwingen. Du wirst erst einmal mit dem Strahlentherapeuten in Düsseldorf telefonieren und einen Beratungstermin bei Dr. Beyer ausmachen. Mal sehen, was diese beiden zu sagen haben. So schnell wird hier nicht operiert. Was mit dir passiert, ist ganz allein deine Entscheidung, basta!" Scheinbar habe ich die Wahl zwischen einer durch Bestrahlung und einer durch Operation veränderten Brust. Asymmetrisch aussehen werde ich hinterher so oder so. Was ist jetzt schlimmer? Eine bestrahlte Brust ist immer noch mein natürliches Körpergewebe, wenn es vielleicht auch anders aussehen mag. Wobei man ja jetzt über das Ausmaß der Veränderungen überhaupt noch nichts sagen kann. Möglicherweise werden sie gar nicht so extrem ausfallen. Bei der Vorstellung dagegen, einen gefühllosen Fremdkörper in mir zu haben, könnte ich mich schütteln. Mein Gefühl sagt mir, dass ich mit der bestrahlten Brust besser leben kann, als mit einer künstlichen. Klar ist mir allerdings, dass durch die Bestrahlung das Risiko einer erneuten tumorösen Erkrankung in einigen Jahren größer ist, aber der Chemo sagt man solche Auswirkungen ebenfalls nach. Andererseits sage ich mir: Auch ohne jemals vorher Bestrahlung oder Chemo bekommen zu haben, bin ich an Krebs erkrankt. Bei mir gibt es also noch andere Risikofaktoren. Ich brauche sowohl die Chemo als auch die Bestrahlung, um wieder gesund zu werden. Habe ich eine Wahl? Nein! Eine erneute Operation birgt auch Risiken und Silikonimplantate sind nicht unumstritten. Was soll also die ganze Diskussion? Sie kommt mir inzwischen ziemlich unsinnig vor. Langsam werde ich ruhiger, aber irgendwie bin ich wütend auf Dr. Chumulla, weil er mich derart geschockt hat.

Wie immer in solch gefühlsmäßigen Ausnahmesituationen muss ich mich mitteilen. Allein mit meinen Gedanken zu sein, halte ich einfach nicht aus. Simone leiht mir ihr Ohr und kocht auch noch Tee dazu. Abends telefoniere ich mit Christina. Sie regt sich auf: „Da konstruiert dir einer ein Problem. Lass dich bloß nicht in Panik versetzen. Die Bestrahlung ist prophylaktisch, falls in der Brust entgegen aller bisherigen Untersuchungsergebnisse doch etwas gewesen sein sollte. Man nimmt doch nicht prophylaktisch die Brust ab. Lass dir da nichts einreden. Außerdem hast du solch eine dicke Chemo bekommen, da traut sich keine Krebszelle mehr zu leben." Nach diesem Gespräch bin ich mir ziemlich sicher, die Bestrahlung nach dem Düsseldorfer Vorschlag durchführen zu lassen. Wieder ganz gelassen genießen Volker und ich den Abend mit einem Glas Rotwein auf der Couch.

Dienstag, 15. März 2005

Das Wetter verspricht herrlich zu werden, genau richtig zum Walken. Gestern habe ich schon zwei vorsichtige Runden gedreht und es hat gut geklappt. Meinen linken Arm habe ich natürlich noch sehr geschont. Er hat den Stock nur spazieren getragen, ohne ihn mit Kraft einzusetzen, aber das wird bald auch wieder gehen. Heute ist es besonders schön im Wald. Es hat zwar gefroren und meine Hände sind eisig, aber die Sonne lugt durch die Bäume und die Schatten der Stämme lassen den Weg gestreift aussehen. Die Versuchung ist groß, nach der zweiten Runde einfach noch eine dritte anzuhängen, aber mein Verstand sagt mir, dass ich meinem Arm zuliebe lieber aufhören sollte. Diese Woche werde ich jeden Morgen zwei Runden gehen und nächste Woche auf drei erweitern. Ich bin wiedermal viel zu ungeduldig.

Während des ganzen Weges geht mir die gestern durchdachte Problematik wieder und wieder durch den Kopf. Gleich werde ich direkt in Düsseldorf anrufen. Kaum zu Hause, noch vor dem Frühstück, sitze ich am Telefon. Der Strahlentherapeut ist gleich zu sprechen und ich frage ihn ganz direkt: „Warum hat Dr. Chumulla so ein Problem damit, die von Ihnen vorgeschlagene Bestrahlung durchzuführen?" „Er hat Angst vor Ihnen", ist seine Antwort. Ich kann mir die Frage nicht verkneifen, ob ich so bedrohlich aussehe. „Nun, das weniger", ist sein Kommentar: „Aber es ist eine unübliche Therapie und vielleicht befürchtet er, Sie könnten mit dem kosmetischen Ergebnis nicht zufrieden sein und ihn verklagen. Es gibt für ihren Fall keine Liste von Beispielen, auf die man sich berufen kann. Wahrscheinlich hätte er gern eine höhere medizinische Instanz, die ihm sagt, dass er Sie so behandeln soll, damit er mehr Sicherheiten hat." Meine Gedanken von gestern zu Silikonbrust oder bestrahlter Brust kann er nur bestätigen. Er meint: „Diese Brustaufbaugeschichten sind in gewisser Weise Mogelpackungen. Das Gefühl eine Brust zu haben, haben Sie dann nur noch vor dem Spiegel, nur noch optisch." Viele derart operierte Frauen hätten ihm schon gesagt, sie hätten das Gefühl, nur ein gefühlloses Etwas am Brustkorb hängen zu haben. So hätten sie sich das nicht vorgestellt. Zu dem Thema „Bestrahlung der Achselhöhle" äußert er sich folgendermaßen: „Ihr Tumor saß direkt am Rand des kleinen Brustmuskels und dieses Gebiet wird bei der Bestrahlung der Brust mit umfasst. Die weiteren Lymphabflusswege mitzubestrahlen, halte ich nicht für nötig und auch nicht für sinnvoll." Seine Ausführungen finde ich überzeugend. Ich werde die Bestrahlung so durchführen lassen, wie er es vorschlägt. Wir lachen noch einmal über die Geschichte mit dem gelben Haus auf dem Hügel. Auf der Fahrt in den Urlaub ist er erst vor kurzem hier vorbeigekommen. „Das Schloss habe ich gesehen, aber ihr Haus konnte ich nicht entdecken", meint er lachend. Er beendet das Gespräch mit den Worten: „Zu Beratungszwecken stehe ich Ihnen jederzeit zur Verfügung, rufen Sie ruhig an, wenn Sie Fragen haben."

Mir geht es jetzt wieder gut und ich weiß, was ich will. Bisher ging es um Themen wie Gesundheit oder Krankheit, Leben oder Tod, heute geht es lediglich um ein kosmetisches Problem. Ich kann nicht sagen, dass es mir egal ist, wie meine Brust hinterher aussieht, aber diese Seite der Krankheit ist trotzdem nebensächlich. Wer außer mir selbst und Volker sieht jemals meine Brust? Niemand! Und selbst wenn, wem ich nicht gefalle, der kann ja weggucken. Volkers Meinung dazu ist ganz einfach: „Ob du zwei gleiche oder zwei verschiedene Brüste hast, ist Nebensache. Hauptsache ist doch, ich habe dich." Ich denke, damit ist zu dieser Problematik alles gesagt.

Gedanken zu meinen neuen Haaren

Zum Thema Haare habe ich mich schon öfter geäußert. Heute werde ich das zum letzten Mal tun, aber dieses eine Mal muss es noch sein.

Sie wachsen wieder, sowohl dort, wo ich sie sehnsüchtig erwarte (zum Beispiel auf dem Kopf), aber auch an Stellen, wo ich gut darauf verzichten könnte (an den Beinen). Meine Haut fühlte sich viel glatter an, ohne die kleinen zarten Härchen überall. Leider kann ich mir nicht aussuchen, wo ich gern wieder welche hätte und wo nicht. Alle sind ausgefallen und alle kommen wieder. Die Wolle auf meinem Kopf wird immer dichter. Zu Hause laufe ich jetzt meist „oben ohne" herum. Lästig geworden ist mir die Perücke und kaum zu Hause, werfe ich sie in die Ecke. Ganz besonders freue ich mich über meine neuen Augenbrauen. Ihnen kann ich fast beim Wachsen zuschauen, so schnell geht das. Auch Wimpern habe ich schon wieder so viele, dass ich sie tuschen kann. Aus dem Spiegel schaut mich kein konturloses Oval mehr an, sondern mein mir von früher vertrautes Gesicht und ich sehe auch ungeschminkt nicht mehr krank aus. Sind das nicht riesige Fortschritte? Es ist schon komisch. Die Haarlosigkeit hat mir weit weniger Probleme bereitet als die Magenbeschwerden, der Modergeschmack oder die Gelenkschmerzen. Trotzdem freue ich mich über meine neuen Haare viel mehr, als über das Ausbleiben diverser Beschwerden. Egal, jedenfalls bin ich glücklich mit meiner neuen Haarpracht und kann bald Perücke und Kopftücher endgültig in die hinterste Ecke meines Schrankes verbannen. Wenn das kein Grund zum Jubeln ist!

Mittwoch, 16. März 2005

In meinem Briefkasten finde ich neben Reklame und Zeitschriften auch einen Brief von Manuela aus Düsseldorf. Darüber freue ich mich sehr. Gestern habe ich noch an sie gedacht und mich gefragt, ob sie inzwischen die erste Chemo hatte. Sie hatte, das kann ich dem Brief entnehmen, leider ziemlich heftige Nebenwirkungen, Übelkeit und Magenbrennen. Über meine Post hätte sie sich sehr gefreut und ich soll wieder von mir hören lassen, schreibt sie weiter. Das ist schön. Außerdem hat sie Urlaubspläne, acht Tage Mallorca vor der nächsten Chemo. Hoffentlich kann sie die so richtig genießen.

Ich jedenfalls genieße den heutigen Tag. Es ist herrlichstes Frühlingswetter und natürlich gehe ich walken. Danach besuche ich die Pferde, um sie auf die andere Weide zu bringen. Nach ein paar Stückchen trockenem Brot sporne ich sie zu ein wenig Bewegung an. Den Führstrick schwingend scheuche ich sie über die Weide. Sie kommen richtig in Fahrt, galoppieren los und machen übermütige Bocksprünge, bevor sie stehen bleiben und mich erwartungsvoll anschauen. Kaum hebe ich den Arm mit dem Strick, stürmen sie wieder davon. Stolz stellen sie sich auf, Kopf hoch, Schweif auf und schnauben laut. Richtig hübsch sehen sie so aus. Gestern haben Lina und ich die beiden gründlich geputzt und dabei festgestellt, dass von dem dicken Winterfell nicht mehr viel übrig ist. Othello hatte hinterher natürlich nichts Besseres zu tun, als sich gleich wieder im Dreck zu suhlen und unsere ganze Arbeit zunichte zu machen, dieses Ferkel. Nach der Rennerei auf der Weide kommen beide zu mir, um sich kraulen zu lassen. Sogar Lara, die sonst gerne herumzickt, wenn man sie anfassen will, hält ganz still. Sie mag nur nicht gern an der Nase oder am Kopf angefasst werden, aber hinter den Ohren oder an der Mähne genießt sie die Streicheleinheiten. Othello schnuppert an mir, pustet mir seinen warmen Atem ins Gesicht und schlabbert danach mit seiner langen Zunge meine Hand ab. Ich mag die zwei und komme gern her, um eine ruhige halbe Stunde bei ihnen zu verbringen. Das sind meine Streicheleinheiten für die Seele.

Brief an Manuela
Holler, 17. März 2005

Liebe Manuela,

es ist schön, von dir zu hören. In den letzten Tagen habe ich nämlich häufig an dich gedacht und mich gefragt, wie du die erste Chemo verkraftet hast. Es tut mir leid, dass es so scheußlich war. Sicher gehst du mit sehr gemischten Gefühlen zur zweiten, aber dazwischen liegt ja Mallorca.

An deiner Stelle würde ich vor der nächsten Chemo kräftig jammern, vielleicht wird dann die Nebenmedikation etwas geändert. Ich bekam direkt vor der Chemo immer eine Ampulle Antikotzmittel mit einer kleinen Infusion Kochsalzlösung und das gleiche Medikament noch zwei Tage als Tablette. Übel war mir nie, aber dieses Zeug verursachte eine ganz hartnäckige Verstopfung. Ohne Abführtropfen lief da gar nichts. Gegen das Brennen im Magen bekam ich Tabletten und außerdem habe ich ‚Heilerde ultra' löffelweise gegessen und mit viel Wasser nachgespült. Leinsamentee (einfach 2 Teelöffel Leinsamen in einem Teefilter mit kochendem Wasser überbrühen und zehn Minuten ziehen lassen, für den Geschmack einen anderen Teebeutel mit in die Tasse geben) und Schonkost, bestehend aus Zwieback, Reiswaffeln, Haferbrei, Grießsuppe und Kartoffelbrei haben mir geholfen. An Obst vertrug ich nur reife Mango, Honigmelone, Banane und Heidelbeeren (gibt es tiefgekühlt). Ganz schlimme Auswirkungen hatte jegliche Art von Zucker. Spätestens alle zwei Stunden musste ich etwas essen, weil das Brennen ganz schlimm wurde, wenn der Magen leer war. Vielleicht helfen dir meine Erfahrungen ja ein klein wenig weiter.

Auf Gespräche während der Chemo habe ich mich auch nie eingelassen. Mit meiner eigenen Krankengeschichte hatte ich genug zu tun und wollte mich nicht noch mit anderen, ähnlichen Fallbeispielen belasten. Ich habe meist gelesen oder geschlafen.

Du fragst nach meinen Haaren. Ja, sie sprießen wieder und werden immer dichter. Heute habe ich beim Walken nur noch eine Schirmmütze aufgesetzt, Mützen ade! Mit meiner Perücke habe ich mich eigentlich immer wohl gefühlt, aber jetzt mag ich keine Kopfbedeckungen mehr.
Dass du einen Urlaub geplant hast, finde ich ganz prima. Wir sind damals, direkt nach der Diagnose, auch für ein paar Tage weggefahren, was uns sehr gut getan hat. Allerdings könnte es dir passieren, dass sich genau in der Zeit auf Mallorca deine Haare verabschieden. Hast du schon für Ersatz gesorgt? Lass dir davon nur nicht die gute Laune verderben. Wie ich das erlebt habe, kannst du in meinem Tagebucheintrag nachlesen, falls du möchtest. Ich lege den Text diesem Brief bei.
Einen wunderschönen Urlaub wünscht dir
Kerstin

Mittwoch, 30. März 2005

Knappe sechs Wochen liegt die OP schon zurück und es geht steil bergauf mit meinem Wohlbefinden. Beim walken merke ich jetzt deutlich, dass keine Chemo mehr meinen Körper belastet. Täglich werde ich fitter. Meine Runden auf dem Trimm-dich-Pfad schaffe ich immer schneller. Auch das Laufen größerer Teilstücke fällt mir jeden Tag leichter. Momentan habe ich das Gefühl, ein Energieschub hat mich erwischt und mir wachsen Flügel. Während der Chemo habe ich mich eigentlich immer recht fit gefühlt, aber jetzt merke ich den Unterschied. Denke ich an meine Walkingrunden während der letzten Chemo-Wochen zurück, so entsteht in meinem Kopf eine Karikatur von mir im Walking-Dress, einen breiten Gürtel um, an dem ich ein riesiges Gewicht hinter mir herziehe mit der Aufschrift: Chemotherapie. Schwitzend und schnaufend mühe ich mich damit ab. Dieses Gewicht habe ich jetzt abgeschüttelt. Nichts kann mich mehr bremsen.

Fleißiges Walken, Reiten, gelegentliches Radfahren mit Frederik und Badminton spielen zeigen mir deutlich, wo ich überall Muskeln habe, Muskelkater stellt sich ein. Mein linker Arm hat dafür fast die volle Kraft und Beweglichkeit wieder. Der Unterschied zum gesunden Arm ist nur noch minimal. Lediglich der Nervenschmerz im Oberarm ist mir treu, leider. Jetzt muss ich nur noch die Bestrahlungszeit hinter mich bringen. Allein der Gedanke daran, jeden Tag mindestens zwei Stunden meiner mir so wertvollen freien Zeit dafür hergeben zu müssen, verursacht bei mir schlechte Laune. Total gesund fühle ich mich und habe keine Lust mehr auf so eine nervende Behandlung, grr. Auch die Ungewissheit, wie die Strahlentherapie nun ablaufen wird, bedrückt mich. Morgen haben Volker und ich einen Termin bei Dr. Beyer, dem Onkologen. Mal sehen, wie er die Sache beurteilt. Zu ihm habe ich absolutes Vertrauen. Er wird uns sicher gut beraten.

Donnerstag, 31. März 2005

Heute hat Volker frei, sein letzter Tag alter Urlaub. Es ist mir sehr wichtig, dass er mit zu Dr. Beyer kommt. Um 9.00 Uhr sollen wir da sein. Die Kinder und zwei

Rucksäcke voller Picknick nehmen wir auch gleich mit, denn wir wollen anschließend weiterfahren zu einem Freizeitpark in der Eifel.

Dr. Beyer liest zuerst die OP-Befunde. Er ist genau wie ich der Meinung, dass es besser gar nicht hätte laufen können. „Dass die Chemo den Tumor komplett zerstört hat, ist nicht nur für den Moment ein großer Erfolg, sondern auch für die Zukunft. Es ist nämlich erwiesen, dass für Patienten, bei denen die Chemo solch gute Wirkung erzielt, die Prognose für langfristige Genesung optimal ist", erklärt er uns freudig. Ich schildere ihm nun meine Verunsicherung über die Durchführung der Bestrahlung. Er hört sich alles an und meint dann: „Was der Kollege Chumulla da vorschlägt (Silikonimplantat), scheint mir sehr über das Ziel hinausgeschossen. Sie sind zwar kein typischer Fall, aber auch für Sie gibt es Behandlungsstandards, an die man sich halten sollte. Wenn nur eine Lymphknotenmetastase, aber kein Primärtumor nachgewiesen werden kann, ist die gleiche Behandlung vorgesehen, wie bei einem primären Mamma-Ca. Das hat sich als sinnvoll erwiesen und wird so empfohlen. Deshalb verstehe ich auch den Vorschlag des Düsseldorfer Kollegen nicht, mit dieser enorm hohen Dosis. Man muss sehr genau abwägen, welche Dosis man benötigt, um die größte Wirkung zu erzielen, ohne dabei Schaden anzurichten. Ich werde Ihren Fall in unserer Tumorkonferenz am Dienstag besprechen. Daran nehmen auch zwei Strahlentherapeuten teil. Dann werde ich mit Dr. Chumulla und eventuell noch mit dem Kollegen in Düsseldorf reden. Anschließend melde ich mich dann bei Ihnen. Ist Ihnen das recht so?" Es ist mir sehr recht. Ich bin regelrecht erleichtert. Bisher ist alles so perfekt gelaufen, die Chemo mit optimalem Ergebnis, die OP völlig problemlos. Ich möchte jetzt auch die bestmögliche Strahlentherapie. Das sieht Dr. Beyer ebenso. Er betont, dass er uns jederzeit zur Beratung zur Verfügung steht.

Beruhigt und guter Dinge verlassen wir die Praxis. Auf Dr. Beyer ist Verlass, ein gutes Gefühl für uns.

Der Rest des Tages wird ein voller Erfolg. Im Freizeitpark kommen alle auf ihre Kosten und das Wetter spielt auch mit. Morgen muss Volker wieder arbeiten und ich habe einen Termin zum CT in der Strahlenklinik. Hoffentlich kann ich dort mit Dr. Chumulla reden.

Freitag, 01. April 2005

Traumwetter ist angesagt, aber morgens ist es noch kalt. Lina und ich ziehen uns zum Walken warm an. Danach hole ich mir bei meinem Hausarzt gleich drei Überweisungen ab. Eine ist für die Strahlentherapie, denn heute muss ich dorthin zum CT. Ich bin gespannt, wie sich Dr. Chumulla heute zu dem weiteren Verlauf der Behandlung äußert. Für 12.45 Uhr ist das Taxi bestellt. Gestern kam die Fahrtkostenübernahmeerklärung von der Krankenkasse. Beim erneuten Durchlesen fällt mir auf, dass dort steht, ich müsste die mit dem eigenen PKW gefahrenen Kilometer mit der Krankenkasse abrechnen. Falls ein Taxi benötigt würde, bräuchte ich eine zusätzliche Bescheinigung des Arztes. Ja, was soll das denn? Ein Anruf bei der Krankenkasse bringt das Ergebnis, dass ich heute noch nicht mit dem Taxi fahren kann, also bestelle ich es wieder ab und fahre mit dem Auto.

Pünktlich bin ich in der Strahlenklinik, aber die Ärztin, die mir damals den Termin für heute gegeben und selbst aufgeschrieben hat, schaut mich nur groß an und sagt: „Sie habe ich heute nicht im Plan, erst am Dienstag, den 5. April. Da haben Sie sich im Tag geirrt." Die Karte mit dem Termin habe ich natürlich nicht dabei. Vorhin hatte ich aber extra noch einmal nachgeschaut. Kann ich mich so irren? Die Ärztin schlägt trotzdem in meiner Akte nach, was bei mir gemacht werden soll. „Der Chef hat zum Therapieverlauf noch gar nichts vermerkt", stellt sie fest. Ich erkläre ihr, dass der auch noch gar nicht feststeht und verschiedene Ärzte deshalb noch miteinander telefonieren müssen. „Na, so weiß ich jedenfalls nicht, was ich mit ihnen machen soll. Zum CT können sie dann erst kommen, wenn der Chef aus dem Urlaub zurück ist. Das ist am Mittwoch der Fall", sagt sie. Neue Termine werden vereinbart. Wenn ich wie geplant am Montag, dem 11. April, mit der Bestrahlung beginnen soll, wird die Zeit sehr knapp. Mit der Ärztin diskutiere ich auch noch einmal die Möglichkeiten der Bestrahlung und habe ein ungutes Gefühl dabei. Die Varianten, die mir inzwischen bekannt sind, scheinen ihr alle nicht zu gefallen, aber einen anderen Vorschlag macht sie auch nicht. Mir drängt sich der Verdacht auf, dass ich als Sonderfall hier in dieser Praxis wenig willkommen bin. Sehr nachdenklich trete ich den Heimweg an. Gut, dass ich heute nicht mit dem Taxi gefahren bin. Diese vergebliche Fahrt hätte die Krankenkasse bestimmt nicht bezahlt. Wenigstens die Bescheinigung für den Taxitransport halte ich jetzt in Händen. So war die Fahrt hierher nicht ganz umsonst. Wieder zu Hause, schaue ich sofort auf dem Terminkärtchen nach. Da steht eindeutig: 01.04.05, 13.30 Uhr CT. Sollte das vielleicht ein Aprilscherz sein? Was soll ich jetzt tun? Vielleicht kann ich noch einmal mit Dr. Beyer reden. Er hat aber heute leider seinen freien Tag, erfahre ich am Telefon. Am Montag werde ich es direkt morgens wieder versuchen. Am liebsten würde ich mir eine andere Strahlenklinik suchen, aber dann müsste ich wieder lange auf Termine warten und die Sache würde sich noch länger hinziehen. Ist das alles unerfreulich. Zufällig ruft genau in diesem Moment Christina an, um zu fragen, ob es bei unserem Besuch am nächsten Wochenende bleibt. Wir werden dann Irina und ihre Familie kennen lernen. Christina hat sie für abends eingeladen. Ich freue mich schon darauf. Jetzt muss sich Christina aber erst einmal meinen Frust über die Strahlenklinik anhören. Sie meint dazu: „Ich glaube, die wollen dich dort nicht. Kannst du dir keine andere Klinik suchen? Vielleicht kann Dr. Beyer ein gutes Wort für dich einlegen, damit du woanders einen schnellen Termin bekommst. Versuche es doch mal." Darüber werde ich nachdenken.

Montag, 04. April 2005

Heute kann ich endlich bei Dr. Beyer anrufen. Das ganze Wochenende habe ich über diese Bestrahlungsgeschichte nachgedacht und es war mir sehr unwohl dabei. Bei einer Arzthelferin melde ich meinen Gesprächsbedarf an und sie verspricht mir einen Rückruf von Dr. Beyer. Er hört sich an, was ich am Freitag in der Strahlenklinik erlebt habe und, dass ich das Gefühl habe, dort will man mich nicht. Ich argumentiere: „Zur Chemotherapie bin ich keineswegs mit Vergnügen gegangen, aber wenigstens mit der Überzeugung, dass die von Ihnen vorgeschlagene Behandlung genau die richtige für mich war. Von der Art, wie die Bestrahlung durchgeführt wird, will ich ebenso überzeugt sein." Er äußert Verständnis für meine Einstellung, ja er begrüßt sie sogar und verspricht mir: „Morgen werde ich wie vereinbart Ihren Fall hier in unserer Tumorkonferenz zur Sprache bringen und sicher wird es uns gelingen, eine für Sie akzeptable und vor allem sinnvolle Lösung zu finden. Ich werde danach mit Dr. Chumulla Kontakt aufnehmen und mich außerdem bei Ihnen melden." Wir verbleiben so, dass ich am Mittwoch zum CT-Termin in die Strahlenklinik fahre und dort mit Dr. Chumulla über seinen Behandlungsvorschlag rede. Sollte ich nicht mit ihm einig werden, werde ich unverrichteter Dinge wieder gehen und Dr. Beyer wird mir helfen, schnellstmöglich in einer anderen Strahlenklinik einen Termin zu bekommen. Das könnte dann aber etwa drei Wochen dauern, meint er. „Aus medizinischer Sicht ist kein Nachteil zu befürchten, wenn Sie jetzt nicht sofort mit der Bestrahlung beginnen", versichert er mir, „Sicher möchten Sie aber langsam mit der Behandlung zu einem Ende kommen. Das kann ich auch verstehen." Tatsächlich finde ich die Aussicht, noch einmal drei Wochen ungenutzt verstreichen zu lassen, wenig erfreulich, aber wenn ich dann dafür eine Behandlung bekomme, von der ich überzeugt bin, ist mir damit mehr gedient, als wenn ich drei Wochen eher mit einer Behandlung beginne, deren Sinn ich in Frage stelle. Das Ergebnis der Bestrahlung kann schließlich Einfluss haben auf den Rest meines Lebens. Wird die Brust nicht mitbestrahlt und dort war eventuell doch ein Tumor, könnte der eines Tages vielleicht zu neuem Leben erwachen. Bei einer zu hochdosierten Bestrahlung der Brust, kann es möglicherweise in einigen Jahren zu einer erneuten tumorösen Erkrankung kommen, als Folge der Strahlen. Beides gilt es zu vermeiden. Es ist also eine Gratwanderung. Und gerade deshalb ist es mir so wichtig, den richtigen Weg zu wählen. In letzter Zeit habe ich gelernt, das Gefühl in meinem Bauch ernst zu nehmen. Ein ungutes Gefühl schadet mir, also muss mein Bauch mit der Behandlung einverstanden sein, damit es mir gut geht. Natürlich kann ich mich nicht nur darauf verlassen, sondern muss mich über den Sachverhalt informieren. Ganz wichtig ist, dass ich die Wirkungsweise der Behandlung und damit ihren Sinn verstehe und ich scheue mich nicht, zu fragen, bis ich klar im Bilde bin. Decken sich meine Informationen und mein Verständnis mit den vorgeschlagenen Maßnahmen, entsteht wie von selbst ein gutes Gefühl im Bauch, wenn nicht, entstehen Zweifel, die ausgeräumt werden müssen. Genau wie am Donnerstag fühle ich mich von Dr. Beyer absolut ernst genommen mit meinen Befürchtungen, vielleicht nicht richtig bestrahlt zu werden. Er bestärkt mich darin, meine Bedenken zu äußern und nicht locker zu lassen, bis die richtige Lösung gefunden ist. Schließlich geht es hier um mich und mein Leben, das ich noch viele Jahre mit Freude leben möchte. Dr. Beyer ist Arzt und muss sich mit vielen Fakten und Daten bezüglich Krankheiten und Untersuchungsergebnissen beschäftigen, aber er schafft es dabei, die menschliche Seite im Vordergrund zu belassen. Gerade in der Onkologie scheint mir das ungemein wichtig, denn an Krebs erkrankt zu sein, ist für jeden Betroffenen ein Erlebnis, das das Leben auf den Kopf stellt. In einer solchen Situation an einen einfühlsamen Arzt zu geraten, ist das Beste, was einem Krebspatienten passieren kann. Es müsste mehr solcher Ärzte wie ihn geben.

Mittwoch, 06. April 2005

Es ist traumhaftes Wetter und das Walken tut mir unwahrscheinlich gut. Der Frühling ist doch die schönste Jahreszeit. Jeden Tag kann ich neue Veränderungen im Wald entdecken. Seit kurzem freue ich mich über das hier unter den Buchen üppig blühende Scharbockskraut. Die kleinen weißen Blüten bedecken wie ein Teppich große Flächen des Waldbodens. Immer an dem gleichen Baum klopft täglich ein Buntspecht. Ich kann ihn auf den Resten eines abgebrochenen Astes sitzen sehen und manchmal demonstriert er mir auch, wie schnell er mit seinem Schnabel klopfen kann. Das vielstimmige Gezwitscher der aus dem Süden zurückgekehrten Vögel begleitet mich während der ganzen Stunde, die ich unterwegs bin. Es ist einfach herrlich!

Als ich frisch geduscht am Frühstückstisch sitze, kommt der erwartete Anruf von Dr. Beyer. Ich bin gespannt, was er mir zu sagen hat. „Gerade habe ich ein sehr langes und teils schwieriges Telefongespräch mit Dr. Chumulla geführt. Er kann sich nicht vorstellen, die Bestrahlung wie vorgeschlagen durchzuführen und wir sind bei allem Respekt zu dem Ergebnis gekommen, dass Sie sich besser ein anderes Strahleninstitut suchen sollten. Das überrascht Sie sicher nicht, oder?", informiert er mich. Nein, es überrascht mich überhaupt nicht. Ich war mir ziemlich sicher, dass es so kommen würde und bin erleichtert und zufrieden mit dieser Entscheidung. Weiter erfahre ich von ihm, dass mein Fall im Herbst schon zwei Mal in der Koblenzer Tumorkonferenz verhandelt wurde. Dabei standen wohl zwei Möglichkeiten der Therapie zur Diskussion, entweder radikale Operation, was für mich „Brust ab" bedeutet hätte, oder eine Teilresektion mit anschließender Bestrahlung. Sowohl die Düsseldorfer als auch die Koblenzer Ärzte sind unabhängig voneinander zu dem Ergebnis gekommen, dass die zweite Lösung die bessere für mich ist. Der Unterschied liegt lediglich in der Dosierung der Bestrahlung. Ich bin dankbar, dass ich von diesen Überlegungen ausgeschlossen war. Sie hätten mein Gedankenkarussell sicher fast zum Abheben gebracht. Jetzt wird sich Dr. Beyer bemühen, so schnell wie möglich einen Termin in einer anderen Strahlenklinik für mich zu bekommen. Ich bedanke mich herzlich bei ihm für sein Engagement, denn ich halte es nicht für selbstverständlich. Schließlich ist meine Behandlung bei ihm, nämlich die Chemotherapie, bereits abgeschlossen.

Donnerstag, 07. April 2005

Bisher habe ich mich trotz einiger Empfehlungen dagegen gewehrt, mich einer Selbsthilfegruppe anzuschließen. Trotzdem sind meine Augen schon oft an einer kleinen Zeile im amtlichen Mitteilungsblatt hängen geblieben, das wir wöchentlich im Briefkasten haben. Sie weist hin auf die Frauenselbsthilfe nach Krebs, eine Telefonnummer steht auch dabei. Meine Frauenärztin hat mich schon auf diese Gruppe aufmerksam gemacht.

Vor ein paar Tagen habe ich mich überwunden und die Leiterin der Gruppe angerufen. Heute ist es dann soweit. Ich mache mich auf den Weg dorthin. Zwar bin ich mit Abstand die Jüngste, aber die Stimmung ist locker. Die Geburtstagskinder des vergangenen Monats haben Kuchen gebacken und die Gruppenleiterin interessante Informationen zu themenbezogenen Veranstaltungen parat. Mit einer Frau, die an Hautkrebs erkrankt ist, komme ich schnell ins Gespräch. Sie wird in den nächsten Tagen zur Anschlussheilbehandlung fahren, genau in die Klinik, wo ich auch gern hin möchte. Sie verspricht, mir ihre Erfahrungen mitzuteilen.

Später kommt eine Mitarbeiterin einer Firma, die Brustprothesen und Spezial-BH's für brustoperierte Frauen herstellt. Sie bringt auch ein Model mit, eine brustamputierte Frau, die uns die BH's vorführt. Die Problematik Brustprothese ist für mich zum Glück nicht von Bedeutung, aber es ist interessant, darüber etwas zu erfahren. Die Dame hat etliche Prothesen dabei und gibt Erklärungen dazu. Es mutet schon etwas seltsam an, wie diese künstlichen Brüste danach herumgereicht und begutachtet werden. Bisher dachte ich immer, diese Spezial-BH's wären total hässlich und unförmig, aber ich werde eines besseren belehrt. Es sind mehrere dabei, die mir wirklich gut gefallen. Außerdem erfahre ich, dass auch mir ein Zuschuss von der Krankenkasse für solche BH's zusteht, weil mir Lymphknoten entfernt wurden und somit ein Risiko für ein Armlymphödem besteht. Warum sagt mir so etwas niemand? Im Krankenhaus hat man mir einen BH verkauft, ohne mir zu sagen, dass die Krankenkasse etwas dazu zahlt, wenn ich ihn mir verordnen lasse. Alle Ärzte, ob im Krankenhaus oder zu Hause betonten immer wieder: „Tragen Sie einen guten, fest sitzenden BH. Das ist sehr wichtig." Alle meine Bügel-BH's mit schmalen Trägern kann ich nicht mehr tragen. Da brauche ich jetzt ein neues Sortiment, schließlich ist es mit einem nicht getan. Morgen werde ich mir sofort ein Rezept holen.

Die Gruppe trifft sich ein Mal monatlich und hat dabei ein abwechslungsreiches Programm. Nächstes Mal wird gewandert, ein anderes Mal kommen Vertreter der Krankenkassen, um sich auf den Zahn fühlen zu lassen. Auch Informationen zur Misteltherapie werden angeboten. Sicher werde ich noch öfter an diesen Treffen teilnehmen.

Freitag, 09. April 2005

Dr. Beyer lässt von sich hören. Leider hat er keine guten Nachrichten für mich. Bei dem einen Strahleninstitut müsste ich, obwohl man mich vorziehen würde, mindestens bis Mitte Juni warten. Wir haben jetzt erst Anfang April! Von dem anderen Institut hat er noch keine Antwort. Das frustet mich ziemlich. Könnte ich erst Mitte Juni anfangen, würde sich die Bestrahlung bis Ende Juli hinziehen. Dann sind hier Sommerferien und Volker und ich hätten Urlaub. Während der Ferien könnte ich natürlich nicht in Anschlussheilbehandlung fahren. Wer sollte denn den ganzen Tag für die Kinder da sein, wenn Volkers Urlaub endet? Direkt nach den Ferien geht es auch nicht. Lina kommt in die siebte Klasse und beginnt mit der zweiten Fremdsprache. Frederik wechselt von der Grundschule aufs Gymnasium. Beide brauchen da anfangs meine Unterstützung. Ich müsste also erst einmal wieder arbeiten gehen, um dann im Herbst oder Winter eine Reha zu machen. Das gefällt mir alles überhaupt nicht. Ich hege die Hoffnung, dass das andere Institut schon eher Termine für mich hat.

Samstag, 09. April 2005

Direkt nach dem Frühstück fahren wir los. Es sind ziemlich genau dreihundert Kilometer bis zu Christina. Zum ersten Mal fahren wir nur zu dritt. Lina bleibt zu Hause und wird bei ihrer Freundin übernachten. Sie möchte nicht mit, denn Christina und Holger haben „nur" zwei Söhne und sie findet momentan alle Jungen blöd. Vermutlich würde sie sich schrecklich langweilen. Frederik hingegen freut sich sehr, auf dieses Wochenende genau wie Volker und ich. Ein ganzes Jahr haben wir Christina und Holger nicht gesehen, ein Jahr, in dem einiges passiert ist. Bedingt durch meine Krankheit haben wir allerdings weit mehr telefoniert, als wir das sonst tun. Auch dieses Tagebuch war oft ein Grund, zum Hörer zu greifen. Letztlich ist dadurch der Kontakt zu Irina entstanden. Heute am Abend werden wir sie, ihren Mann Bernd und ihren Sohn Konrad, endlich persönlich kennen lernen.

Christina empfängt uns mit einem guten Mittagessen. Danach basteln Volker und Holger an unserem mitgebrachten Computer und die Jungs gehen Fußball spielen. Christina und ich schwingen uns auf die Fahrräder. Das Radeln ist hier, auf diesem platten Land nahe der holländischen Grenze, einfach klasse. Neben jeder Straße verläuft ein Radweg und alles ist eben. Bei uns zu Hause ist das Radfahren immer gleich eine sportliche Herausforderung. Bis zu Irina ist es nicht sehr weit und wir statten ihr einen kleinen Besuch ab. Ihre Stimme ist mir von unseren ausgiebigen Telefonaten gut bekannt und Holger hatte uns Fotos von ihr gemailt, so dass ich auch schon weiß, wie sie aussieht. Große Überraschungen waren also nicht zu erwarten. Ich wusste schon vorher, dass ich sie mag. Den heutigen Abend werden wir alle gemeinsam bei Christina und Holger verbringen. Sicher gibt es, wie immer bei Christina, wunderbares Essen.

Es wird ein sehr gemütlicher Abend. Bernd hat eine köstliche Tomatensuppe gekocht und mitgebracht. Christina tischt Salat, Lachstorte und Hähnchenfilettopf auf. Die vier Jungs ziehen sich nach dem Essen an diverse Computer zurück und erscheinen nur noch einmal zum Nachtisch. Wir unterhalten uns bestens. Obwohl wir Irina und Bernd praktisch nicht kennen, gibt es keinerlei Verständigungsschwierigkeiten. Sie sind total unkompliziert. Volker und ich stoßen gern mit unseren Weingläsern an. Allerdings sagen wir dabei nicht: „Prost", sondern: „Komm, vertragen wir uns wieder." Irina schaut erst etwas irritiert, durchschaut aber schnell, dass wir gar keinen Anlass haben, uns wieder vertragen zu müssen, sondern nur einen Grund suchen, unsere Gläser zu leeren. Der Spruch gefällt ihr und sie verträgt sich den ganzen Abend immer wieder mit allen Anwesenden. Ich bin vom dauernden wieder Vertragen leicht benebelt, aber da gehört bei mir nicht viel dazu. Der Sonntag hat schon begonnen, als wir endlich den Weg ins Bett finden.

Freitag, 15. April 2005

Die eifrigen Bemühungen des Dr. Beyer, waren erfolgreich. Das zweite Strahleninstitut wollte mich zwar auch nicht, weil keine Termine frei waren, aber beim dritten hat es geklappt. Heute Mittag um Zwölf soll ich da sein. Nach einigem hin und her mit der Krankenkasse ist nun doch geklärt, dass ich auch schon heute schon mit dem Taxi fahren kann. Eine gute Stunde dauert die Fahrt, denn ich muss bis nach Bonn. Der Aufwand lohnt sich. Das Team macht einen sehr netten Eindruck, die Atmosphäre hier stimmt. Auch das Gespräch mit dem Strahlentherapeuten verläuft genau nach meinem Geschmack. Natürlich berichte ich von meinen bisherigen Schwierigkeiten, ein heimatnahes Strahleninstitut zu finden und von den verschiedenen Behandlungsvorschlägen, angefangen bei besonders hoher Dosierung der Bestrahlung über Silikonimplantat bis hin zur Standardbehandlung bei Brustkrebs. Über alle Vorschläge denkt er nach und erläutert mir die Vor- und Nachteile, die sie seiner Meinung nach haben könnten. Er kommt zu dem Ergebnis: „Ihr Krankheitsbild ist etwas untypisch und sicher nicht im Lehrbuch zu finden. Eigentlich widerstrebt es mir, eine offensichtlich gesunde Brust zu bestrahlen, aber auf diese Vorsichtsmaßnahme sollten Sie keinesfalls verzichten. In einer erhöhten Dosis kann ich allerdings keinen Sinn erkennen, im Gegenteil. Sie würde eher Nachteile bringen, wie Veränderung der Brust und ein größeres Risiko von Spätfolgen. Die bei Brustkrebs normalerweise übliche Dosierung sollte völlig reichen." Langsam entspanne ich mich. Hier bin ich richtig, endlich. Erleichterung breitet sich in mir aus und mein Bauch sendet positive Signale. Gut, dass ich auf mein Gefühl im Bauch geachtet habe. Christina hat mir einen guten Begriff dafür genannt: emotionale Intelligenz. Sie hat etwas darüber gelesen. In unserer Gesellschaft wird demnach der emotionalen Intelligenz zu wenig Beachtung geschenkt. Da wir alle viel zu sehr „verkopft" sind, haben wir verlernt, auf unsere innere Stimme zu hören. Ich glaube, auf meine innere Stimme ist Verlass.

Nun, die Art der Behandlung steht jetzt also fest. Es folgt eine Aufklärung über die Nebenwirkungen und ein paar Verhaltensregeln für die Zeit der Bestrahlung. „Heute kann man die Strahlen sehr genau dosieren. Die Bestrahlung wird Sie deshalb kaum beeinträchtigen. Vielleicht tritt etwas Müdigkeit auf, oder eine leichte Hautreizung. Früher durften die Patienten während der Bestrahlungszeit nicht duschen, weil das die ohnehin sehr gereizte Haut zu sehr belastet hat. Das ist heute kein Problem mehr. Duschen Sie ruhig, aber es ist oberstes Gebot, dass Sie die Einzeichnungen sorgsam behandeln. Die müssen nämlich halten bis zum Ende.

Um die Haut trocken zu halten, verschreibe ich Ihnen einen Kamillepuder. Machen Sie ruhig reichlich Gebrauch davon. Sollten während der Behandlung Probleme auftreten, teilen Sie uns diese bitte sofort mit", lauten die Anweisungen des Arztes. Am Montag kann ich schon zum CT kommen, am Freitag zur Simulation und am Montag darauf zur ersten Bestrahlung. Das geht ja flott. Ich bin total glücklich, endlich den letzten Abschnitt der Therapie in Angriff nehmen zu können. Jetzt, wo ich vom Sinn der geplanten Maßnahme überzeugt bin, verspüre ich wieder diese „Das-packe-ich-jetzt-an-Euphorie", die mir schon von der Chemotherapie bekannt ist. Sicher wird mir die tägliche Fahrerei nach Bonn bald auf die Nerven gehen, aber sechs Wochen gehen schnell vorüber. Die fünf Monate Chemotherapie habe ich schließlich auch geschafft. Auf die Anschlussheilbehandlung freue ich mich schon sehr. Damit werde ich jetzt auch noch vor den Sommerferien fertig. Alles bestens, oder?

Es ist strahlender Sonnenschein und gut gelaunt steige ich ins Taxi. So ein herrlicher Tag. Kaum sind wir losgefahren, muss ich unbedingt mein Handy einschalten und Volker von den guten Neuigkeiten in Kenntnis setzen. Er ist genau so glücklich darüber wie ich. Mitten in diesem Anflug von besonders guter Laune erreicht mich ein Anruf von Christian: „Was hältst du von einem Ausritt bei diesen herrlichen Wetter? Hast du Zeit?" Das wird ja immer besser. Dafür nehme ich mir Zeit. Dem Taxifahrer sage ich: „Jetzt können Sie zeigen, was Ihr Taxi so drauf hat. Geben Sie mal tüchtig Gas, ich will gleich noch aufs Pferd." Er lacht und fragt, ob ich die Knöllchen für zu schnelles Fahren bezahle. Müssen die Leute immer so vernünftig sein?

Die Kinder sind schon zu Hause und wir setzen uns an den Tisch, um eine Kleinigkeit gemeinsam zu essen. Danach geht Frederik raus zum Spielen und ich zum Reiten. Ein wenig plagt mich schon mein Gewissen, weil ich mich aus dem Staub mache, um meinem Vergnügen nachzugehen, aber ein Ausritt bei herrlichstem Sonnenschein ist zu verlockend. Da kann ich einfach nicht „Nein" sagen. Es wird auch wunderbar. Die Pferde sind gut drauf und in Rennlaune. Das war eine geniale Idee von Christian.

Sonntag, 18. April 2005

Es ist etwas diesig draußen, aber der angesagte Dauerregen hat sich zum Glück nicht eingestellt. Zum Glück deshalb, weil wir uns mit sechs ‚Mädels' zum Wandern verabredet haben. Um halb Elf marschieren wir los. Wir wählen nur Waldwege, weit weg von irgendwelchen Straßen. Die Buchen bekommen schon erste Blätter und die Lärchen frische, zartgrüne Nadeln. Zeitweise lässt sich auch die Sonne sehen. So macht das Leben Spaß. Gegen Mittag haben wir die Hälfte der Strecke geschafft und es bietet sich die Gelegenheit einzukehren, um eine Kleinigkeit zu essen. Nach der Pause geht es weiter. Meine gute Fitness macht sich bemerkbar. Der lange Anstieg, den wir vor uns haben, macht mir gar nichts aus. Letztes Jahr um diese Zeit, hätte ich hier sicher deutlich mehr geschnauft. Allein würde ich wahrscheinlich viel flotter gehen, denn durch das Nordic Walking habe ich mir angewöhnt, sehr große Schritte zu machen. Die anderen pfeifen mich immer wieder zurück. Wir sind ein buntes Trüppchen und jeder plaudert mal mit jedem. Fast tut es uns leid, als wir unser Ziel, ein altes Brauhaus, erreicht haben. Dort gönnen wir uns alle noch ein Stück Torte, bevor wir uns von den Männern abholen lassen. So etwas müsste man öfter machen, ist unsere einstimmige Meinung.

Montag, 18. April 2005

Um halb Zwei soll ich mich zum CT in der Strahlenklinik einfinden. Aufgrund meiner CT-Erfahrung vom August hatte ich mich auf eine halbe Stunde in der Röhre eingestellt. Stattdessen bin ich innerhalb weniger Minuten fertig. Drei Zielkreuze sind nun bei mir aufgezeichnet und mit einem dünnen durchsichtigen Klebeband abgeklebt, damit sie mir lange erhalten bleiben. Anhand der CT-Bilder wird jetzt ein Physiker jede Menge Berechnungen anstellen, die wiederum wichtig sind für die Simulation am Freitag. Der Taxifahrer schaut etwas erstaunt, als ich so schnell wieder in seinem Auto sitze.

Am Nachmittag rufe ich meine Mitpatientin aus dem Krankenhaus an, um zu fragen, wie es ihr so ergangen ist bisher. Sie hat schon elf Bestrahlungen geschafft, die Glückliche. Ihre Strahlenklinik ist auch ganz in ihrer Nähe, nur neun Kilometer entfernt. Anders als ich hat sie allerdings noch Bewegungseinschränkungen und Schmerzen im Arm. Ihre Operation war auch deutlich umfangreicher. Sie fühlt sich nicht so fit und wird schnell kurzatmig. Es ist schön, mit ihr zu plaudern und wir verabreden, das in nächster Zeit zu wiederholen.

Nach wie vor bin ich fest davon überzeugt, dass mein Arm nur so schnell wieder die gewohnte Kraft und Beweglichkeit erlangt hat, weil ich lediglich drei Wochen nach der OP erneut mit dem Nordic Walking begonnen habe. Der Einsatz der Stöcke kräftigt die Armmuskulatur und fördert die Beweglichkeit des Schultergelenks. Außerdem bin ich so fit wie schon ewig nicht mehr. Die Strecken, die ich zwischendurch laufe, werden immer länger und meine Beine nicht mehr so schwer dabei. Volker und ich machen jetzt öfter Fahrradtouren. Natürlich bin ich längst nicht so flott wie er, aber ich schaffe alle Berge ohne abzusteigen – und wir haben eine Menge Berge hier.

Anfangs fehlte mit die Kraft in den Beinen, aber dieses Defizit gibt sich langsam. Konditionsmäßig habe ich keine Schwierigkeiten. Das hätte mir vor einem Jahr mal jemand sagen sollen, ich hätte es nicht geglaubt. Leider wirkt sich das ganze Training in keinster Weise auf mein Gewicht aus, obwohl ich außerdem noch sparsam esse. Kein Gramm nehme ich mehr ab, so ein Frust. Es bleibt bei den sechzehn abgenommenen Kilos. Mir scheint, um die letzten vier, die ich noch loswerden möchte, werde ich richtig kämpfen müssen. Das wird mein Ziel für die Anschlussheilbehandlung sein. Dorthin werde ich einen Koffer voller Sportklamotten mitnehmen und die viele freie Zeit sinnvoll nutzen. Ich freue mich schon darauf. Nur noch sechs Wochen Bestrahlung liegen dazwischen. Hoffentlich gehen sie schnell vorüber.

Freitag, 29. April 2005

Nun habe ich schon vier Bestrahlungen hinter mir. Ich merke rein gar nichts davon. Lediglich wenn ich von der Bestrahlung nach Hause komme, bin ich so erledigt, dass ich erst einmal eine halbe Stunde tief und fest schlafe. Es ist für mich schwer, die Müdigkeit mit der Bestrahlung in Verbindung zu bringen. Sie ist schließlich nur auf meine linke Brust gerichtet und ich merke absolut nichts davon. Wieso sollte ich davon müde werden? Müdigkeit wurde mir allerdings als Nebenwirkung angekündigt, also scheint das häufig vorzukommen. Meine Haut zeigt bisher keine Veränderungen. Ich halte mich aber auch genau an die Anweisungen, die ich zur Pflege der bestrahlten Hautpartien erhalten habe: nur kurz duschen, keine Seife, keine Creme, kein Deo, aber reichlich Puder. Ein Duft von Babypuder umgibt mich. Die Einzeichnungen sind an den wichtigsten Stellen mit äußerst hautfreundlichem Pflaster abgeklebt, damit sie nicht verblassen. Zum Einzeichnen wird wasserfester Filzstift benutzt und ich habe mir schon einen neuen weißen BH damit ruiniert. Jetzt ziehe ich nur noch schwarze BH's an, die dann aber vom vielen Puder ganz grau aussehen. Auch dunkle Oberteile sind jetzt ungünstig. Alles bekommt Puder ab. Ansonsten ist die Fahrerei das lästigste an der ganzen Sache, eine Stunde Hinfahrt, etwa zehn Minuten Aufenthalt und dann wieder eine Stunde Rückfahrt. Eine Zeitverschwendung ist das.

Schon meine Aufenthalte in der onkologischen Praxis empfand ich wie das Eintauchen in eine unwirkliche Welt. Hier in der Strahlenklinik ist das noch extremer. Es sitzen immer viele Patienten im Warteraum, aber da die Bestrahlung eine Sache von wenigen Sekunden ist, herrscht ein ständiges Kommen und Gehen. In diversen Broschüren über Strahlentherapie und durch andere Betroffene wurde ich vor den „Wartezimmergesprächen" gewarnt, die man mithören muss, ob man will oder nicht. Hier werde ich nur sehr selten Mithörer eines solchen Gesprächs, worüber ich sehr froh bin, denn es dreht sich natürlich alles immer nur um Behandlungsabläufe und im Besonderen um die Nebenwirkungen. Dann mache ich einfach die Ohren zu, vertiefe mich in eine Zeitschrift und hoffe, bald aufgerufen zu werden. Das passiert auch meist sehr pünktlich. In einer engen Kabine muss ich mich obenrum entblättern. Vorbei an etlichen Computern führt mein Weg dann in den eigentlichen Bestrahlungsraum. Er hat kein Fenster, ist nur wenig beleuchtet und vollgestopft mit Technik. In der Mitte steht das Bestrahlungsgerät, rechts und links davon hängen zwei Bildschirme an der Decke, die meine Bestrahlungsdaten anzeigen. Dann geht alles ganz schnell. Ich breite mein mitgebrachtes Handtuch auf der Liege aus und lege mich darauf, die Arme in dafür vorgesehenen Schalen über dem Kopf. Eine MTA, alle hier sind sehr nett, fährt mich dann hoch und unter das Gerät. Sie zieht an dem Handtuch unter mir und schubst mich herum, bis ich richtig liege und die Lichtlinien mit den Zielkreuzen auf meiner Brust übereinstimmen. „Es geht los", verkündet sie dann und verlässt den Raum. Summende Geräusche und rote Blinklichter zeigen an, dass das Gerät arbeitet. Ich würde mich ja gerne genauer umsehen in diesem Raum, aber ich muss absolut ruhig liegen. Zuerst steht der Arm des Gerätes rechts oberhalb von mir und ich nehme an, dass er meine Brust von rechts nach links durchstrahlt, dann fährt er über mich hinweg nach links unten und wird wohl meine Brust von links nach rechts durchstrahlen. Wenige Sekunden später ist schon alles vorbei und eine freundliche MTA fährt mich wieder nach unten, so dass ich aufstehen kann. Diese kurze Zeit nutze ich immer, um mich umzusehen. Das Bestrahlungsgerät sieht eigentlich ganz harmlos aus. Man sieht ihm nicht an, welch heilsame, aber auch gefährliche Strahlen es aussenden kann. Wieder an den Computern vorbei, gelange ich zurück in die Kabine, ziehe mich an und mache mich auf den Heimweg. Wenn ich wieder in der wirklichen Welt bin, kommt es mir manchmal vor, als wäre lediglich ein Film vor mir abgelaufen und ich hätte dass alles gar nicht erlebt.

Samstag, 14. Mai 2005

Meine Runden auf dem Trimm-dich-Pfad sind heute mit einigem Frust verbunden. Was mir vor ein paar Tagen noch mühelos gelang, ist heute sehr anstrengend. Mit meiner Fitness geht es wieder mal bergab. Während der Chemo hatte ich viel meiner Ausdauer verloren, was bis zum OP-Termin aber schon wieder gut aufgeholt war. Nach der OP hatte ich einiges wieder aufzuarbeiten, aber auch große Freude an den deutlich sichtbaren Fortschritten. Jetzt schon wieder den umgekehrten Weg zu gehen, stinkt mir gewaltig. Täglich werde ich langsamer und das Laufen zwischendurch fällt mir jedes Mal schwerer. Ich will das nicht mehr. Langsam reicht es doch. Kann denn so etwas

„harmloses" wie eine Bestrahlung den Körper derart belasten? Es kann, wie ich leider feststellen muss. Lediglich der Gedanke tröstet mich, dass am 9. Juni alles vorbei ist. Dann bekomme ich die allerletzte Bestrahlung und danach heißt es wirklich nur noch: Erholung!

Am 21. Juni beginnt meine Anschlussheilbehandlung in Bad Sooden-Allendorf. Mindestens drei, vielleicht ja sogar vier Wochen, brauche ich mich dort um nichts außer mich selbst zu kümmern. Walken, Lesen, an den gedeckten Tisch setzen, viel Schlafen, viel Alleinsein, kein Einkaufen, keine Hausarbeit, kein Essenkochen, keine Hausaufgabenkontrolle, paradiesische Zustände! Der Gedanke daran hält mich hoch. Außerdem habe ich in diesem Tagebuch geblättert und den Eintrag vom 30. März 2005 gelesen. Von einem Energieschub und Flügeln die mitwachsen, habe ich da geschrieben. Das tröstet, denn es zeigt mir, dass ich zäh bin. Wenn keine Bestrahlung mehr meinen Körper belastet, werde ich ganz schnell wieder fit sein und mich über meine Fortschritte freuen können. Weitere Rückschläge sind dann nicht mehr zu befürchten. Dann ist es endlich geschafft! Bis dahin sind es nur noch 38 Tage.
Die schwindende Fitness ist aber nicht die alleinige Nebenwirkung der Strahlentherapie. Meine linke Brust ist schmerzhaft angeschwollen, die Brustwarze überempfindlich. Auch beginnt die Haut, sich dunkel zu verfärben. Berührung der Brust oder Erschütterung, wie zum Beispiel beim Laufen, sind jetzt äußerst unangenehm. Vorgestern erkundigte sich die Ärztin in der Strahlenklinik nach meinen Befinden und ich schilderte ihr diese Erscheinungen. „Das ist alles normal und verschwindet nach Beendigung der Behandlung von selbst wieder. Bis dahin müssen Sie leider mit diesen Unannehmlichkeiten leben", teilt sie mir bedauernd mit. Nun, während der Chemo hatte ich mit ganz anderen Unannehmlichkeiten zu kämpfen. Diese hier werde ich auch noch überstehen.

Der heutige Tag ist total verregnet und wir nutzen ihn zu einer Einkaufstour nach Koblenz. Sie wird sehr erfolgreich. Ich finde eine supertolle Hose, dunkelblaue Stretchjeans in Größe 40! (Vor einem Jahr war ich noch bei Größe 46) Die Auswahl an Oberteilen dazu ist üppig und die Entscheidung fällt mir schwer. Im nächsten Laden hängt recht einsam eine dunkle Jacke an einer Stange, die aussieht, als wäre sie extra zu meiner neuen Hose gemacht worden. Sie passt auch wunderbar und ich bin total glücklich damit. Mit Volker kann man wirklich prima einkaufen. Er hat einen guten Blick dafür, was zueinander passt und schleppt immer neue Sachen herbei, während ich in der Kabine alles anprobiere. Auf sein Urteil kann man sich wirklich verlassen. Wieder zu Hause, habe ich noch genug Schwung, um ein leckeres Essen zu kochen. Frischer weißer und grüner Spargel liegen im Kühlschrank. Mit Blätterteig, Kochschinken, Eiern und Schmand wird daraus eine köstliche Spargelquiche. Als Vorspeise gibt es bunten Salat, für Nachtisch hat niemand mehr Platz. Da der Backofen einmal warm ist, backt Lina schnell noch einen Kuchen für morgen, Heidelbeer-Quark-Kuchen, lecker. Wenn der heutige Tag auch mit Frust begann, so war sein Verlauf doch noch sehr positiv.

Sonntag, 15. Mai 2005

Habe ich nicht vor einiger Zeit geschrieben, ich würde die monatlichen Regelmäßigkeiten vermissen und fühlte mich in meiner Rolle als Frau in den Vorruhestand versetzt? Habe ich. Jetzt nehme ich es zurück! Seit gestern habe ich meine Tage in einer noch nie erlebten Heftigkeit und außerdem sehr schmerzhaft. Leichtsinnigerweise habe ich gerade mit meinen Männern eine weite und anstrengende Fahrradtour unternommen. Das war ein großer Fehler, denn nun kann ich mich kaum noch auf den Beinen halten und habe das Gefühl, gleich in zwei Teile zu zerbrechen. Der „Vorruhestand" war dagegen äußerst angenehm. Trotz allem werte ich dieses Ereignis auch positiv. Mein Körper findet so nach und nach zur Normalität zurück. Eine weitere Folge der chemischen Reinigung ist überwunden.

Ansonsten lebe ich ganz normalen Alltag. Jeden Morgen lasse ich mich im Taxi nach Bonn kutschieren. Manchmal gehe ich vorher walken, was aber zeitlich sehr knapp ist. Oft gehe ich jetzt lieber abends und nehme dann auch Lina mit. Das macht uns beiden Spaß. Seit ein paar Tagen habe ich während der ersten Walkingrunde wieder die altbekannten Herzrhythmusstörungen. Mit zunehmender Fitness hatten sie sich eigentlich von ganz allein verabschiedet, aber jetzt sind sie wieder da. Ich mache die Bestrahlung dafür verantwortlich. Nach der ersten Runde allerdings reguliert sich die Sache und mein Herzfrequenzmesser zeigt wieder die normalen Werte. Gegen zwölf bin ich meist von der Bestrahlung zurück und muss dann schon fast mit den Essensvorbereitungen beginnen. So bleibt vom Vormittag nur wenig übrig.
Zum Schreiben komme ich jetzt kaum noch. Mir fehlt auch die Lust dazu. Ich brauche es nicht mehr als Therapie. Die vielen Gedanken über Leben und Tod, Gesundheit und Krankheit, den Tod meiner Mutter und anderes, die ich mir während der Chemozeit gemacht habe, sind alle fertig gedacht. Sie waren äußerst wichtig für mich und haben mir gute neue Erkenntnisse über mein Leben, meine Familie und meine Krankheit beschert. Jetzt bin ich wieder gesund! Meine Tagebuch-Schreib-Therapie hat mir sehr dabei geholfen, die teilweise schwere Zeit besser zu überstehen und für die Rückkehr zur Normalität das nötige innere Gleichgewicht zu finden. Ich fühle mich jetzt schon gut gerüstet für den Wiedereinstieg in mein Berufsleben und kann es fast nicht mehr abwarten. Die Anschlussheilbehandlung ist das kleine Bonbon zum Abschluss, auf das ich mich sehr freue. Dort werde ich

meine Akkus richtig aufladen und danach geht es wieder los, endlich!

Sonntag, 29. Mai 2005

Da sind wir wieder. Ein herrliches verlängertes Wochenende liegt hinter uns. Mit Simone, Peter und Steffen, sowie Christian und seinen Pferden waren wir in der Lüneburger Heide auf einem Bauernhof. Natürlich sind wir eifrig geritten in diesem herrlichen Gelände. Man könnte dort die Pferde aus dem Stall führen, sich draufsetzen und zwei Stunden ohne Pause galoppieren. Die Wege sind einfach herrlich. Jeder von uns Acht ist auf seine Kosten gekommen. Einmal haben die Nichtreiter eine Fahrradtour unternommen und sich unterwegs mit uns Reitern getroffen. Volker und Peter waren mit den beiden Jungs in Hamburg, haben dort eine riesige Modellbahnanlage besichtigt und waren restlos begeistert. Simone und ich sind gewandert, in aller Geruhsamkeit, ohne Familien, herrlich. Außerdem haben wir viel zusammen gesessen, gut gekocht und lecker gegessen. Köstlichen, frischen Heidespargel gab es gestern, mit viel Soße, Schinken und neuen Kartoffeln. Zum Nachtisch haben wir Vanillequark mit frischen Erdbeeren aufgetischt. Vorhin sind wir alle wieder heil gelandet und gleich werden wir dieses herrlich entspannende Wochenende noch mit einem gemeinsamen Abendessen auf der Terrasse ausklingen lassen. So lässt sich's leben.

Freitag, 03. Juni 2005

Die vierundzwanzigste Bestrahlung bekomme ich heute. Das ging schneller, als ich erwartet habe. Es wird auch Zeit, dass die Bestrahlungen aufhören. Meine Haut ist schon sehr angegriffen und fühlt sich an wie zähes

Leder. Durch den Puder völlig ausgetrocknet, schuppt sie sich und juckt. Kratzen kann ich nicht, denn das tut gemein weh. Vier Mal noch, dann ist es geschafft. So langsam werde ich ungeduldig und eine Vorfreude auf die Anschlussheilbehandlung breitet sich in mir aus. In achtzehn Tagen geht es schon los. Am 3. Mai habe ich alle Unterlagen, die ich selbst ausfüllen musste, an die BfA abgeschickt, bisher aber noch nichts gehört. Die Anschlussheilbehandlung steht mir zu, die wird auf jeden Fall genehmigt, aber wegen der Haushaltshilfe bin ich etwas besorgt. In weniger als drei Wochen fahre ich schon. So langsam möchte ich wissen, woran ich bin. Also rufe ich an. Wie immer bei solchen großen Ämtern, werde ich erst einmal hin und her verbunden, bis ich endlich bei der zuständigen Sachbearbeiterin gelandet bin. Sie schaut in meine Unterlagen und teilt mir mit: „Ein Antrag auf Anschlussheilbehandlung für sie liegt uns nicht vor. Ich habe hier nur die von ihnen selbst ausgefüllten Blätter und den Antrag auf Haushaltshilfe." Ich bin wie vom Donner gerührt. Was ist denn da schief gelaufen? Die Dame kann mir nur empfehlen, mich noch einmal mit dem sozialen Dienst der Strahlenklinik in Verbindung zu setzen, ob mein Antrag überhaupt abgeschickt wurde. Von der Reha-Klinik hatte ich seltsamerweise schon nach wenigen Tagen Post. Der Termin dort steht schon lange fest. Da kann ich mir jetzt keinen Reim drauf machen. Wie gut, dass ich angerufen habe. Es ist Freitag und die Dame vom sozialen Dienst der Strahlenklinik ist nur montags bis mittwochs von 11.00 bis 12.00 Uhr zu sprechen. Heute kann ich also nichts mehr unternehmen. Hoffentlich bleibt es bei dem geplanten Termin. Etwas unruhig bin ich jetzt schon.

Brief an Christina
Holler, 06. Mai 2005

Liebe Christina,

neulich hast du mich am Telefon gefragt, ob ich überhaupt noch schreibe. Das tue ich, wenn auch deutlich weniger als zu Zeiten der Chemo oder im Krankenhaus. Es gibt nicht mehr viel über meine Krankheit zu schreiben. Eigentlich fühle ich mich wieder total gesund und denke nur noch wenig darüber nach. So soll es ja auch sein, oder?

Meine Haare sind prima gewachsen, dunkel und dicht. Alle finden meine Frisur ganz klasse und sagen, so soll ich sie lassen. Jetzt bist du neugierig, oder? Ich war schon beim Friseur und habe Spitzen und Konturen schneiden lassen. Ein ziemlich frecher Haarschnitt ist dabei entstanden, raspelkurz und ultrapraktisch. Zum Föhnen reicht ein Handtuch, kein Windstoß kann mir die Frisur ruinieren und Regen macht mir gar nichts aus. Ich fühle mich pudelwohl so. Wahrscheinlich hätte ich mich nie getraut, mir die Haare so kurz schneiden zu lassen, aber jetzt bin ich ganz glücklich damit. Vorne gele ich die kurzen Ponyhaare etwas hoch, was noch frecher aussieht. Sogar Lina ist begeistert und findet, sie hätte jetzt eine viel coolere Mutter als vorher. Von einer Zwölfjährigen ist das ein echtes Kompliment, meinst du nicht?

Was sonst noch so passiert ist, kannst du in den sieben neuen Tagebuchseiten nachlesen, die ich für dich ausgedruckt habe. Die Blätter für Irina lege ich auch dazu. Kannst du sie ihr geben? Gestern habe ich mit ihr telefoniert und weiß daher, dass ihr euch des Öfteren seht. Sicher hat sie dir aber schon von meinem Anruf erzählt.

Sonst läuft bei uns alles rund. Volker arbeitet wie verrückt, hat inzwischen zwei Nebenjobs und kommt selten abends vor 21.00 Uhr nach Hause. Dafür überlegen wir, ob wir uns eventuell einen Urlaub in Dänemark leisten sollen. Dort hat es uns vor zwei Jahren so gut gefallen. Camping ist ja nicht so teuer und es würde uns bestimmt gut tun. Mal sehen, ob die Finanzen reichen. Habt ihr inzwischen Urlaubspläne gemacht?

Nach der Reha fange ich wieder an, Geld zu verdienen. Ich freue mich so langsam richtig auf meine Arbeit. Meine Chefin ist im Laufe dieses Jahres zu einer richtigen Freundin geworden und so wird es noch schöner sein, mit ihr zusammenzuarbeiten. Die Aussichten sind also bestens. Ich hatte schon schlechtere Nachrichten für dich, oder?

Sie ganz lieb gegrüßt und fühle dich fest umarmt von deiner Kerstin

Meine persönliche „Krebswolke"

Jedes Mal wenn ich in die Stadt gehe, kaufe ich im Schreibwarenladen die eine oder andere Postkarte mit einem schönen Spruch. Inzwischen habe ich schon eine ganze Sammlung davon und soeben blättere ich darin, um eine geeignete zum Verschenken herauszusuchen. Eine Karte fällt mir heute besonders ins Auge. Sie zeigt viel blauen Himmel mit einem großen Wolkengebilde und dem Satz: „Vergiss nicht: Jede Wolke, so schwarz sie auch sein mag, hat doch ihre Sonnenseite."

Nachdenklich schaue ich sie lange an und vor meinem inneren Auge entsteht meine ganz persönliche Krebswolke. Zu Beginn war sie ziemlich groß und schwarz und hat viel vom blauen Himmel verdeckt. Mit jeder Chemo, der OP und jeder Bestrahlung zog sie ein Stück weiter und wurde kleiner. Nie, auch nicht am Anfang, hat sie den blauen Himmel gänzlich verdeckt. Ein kleiner Rest von ihr wird sich mit verschiedenen anderen großen und kleinen Wolken immer an meinem Lebenshimmel tummeln, aber dazwischen scheint die Sonne! Jetzt, wo die Wolke zum Wölkchen geworden ist, kann ich die Sonnenstrahlen umso mehr genießen. Das Leben ist schön!

Montag, 06. Juni 2005

Die Aufregung wegen des nicht vorliegenden Antrags bei der BfA war völlig vergebens. Die Anschlussheilbehandlung muss gar nicht beantragt werden, sondern die Reha-Klinik teilt dies der BfA lediglich mit, wenn ich die Maßnahme angetreten habe. Wusste das die Dame nicht, mit der ich am Freitag telefoniert habe? Heute habe ich jedenfalls eine sehr kompetente Sachbearbeiterin an der Strippe. Sie erklärt mir auch, dass Folgemaßnahmen, wie die Haushaltshilfe, erst genehmigt werden können, wenn ich die Reha tatsächlich begonnen habe. Da ich die Voraussetzungen für die Erstattung der Haushaltshilfekosten erfülle, mindestens ein Kind unter zwölf Jahren, kann ich die Caritas damit beauftragen. Die Caritas rechnet dann direkt mit der BfA ab. Dies ist mein dritter Anruf bei der BfA, aber bisher hat mir niemand diesen Sachverhalt erklärt. Jedenfalls bin ich jetzt beruhigt und beginne mich auf die Reha zu freuen.

Als ich neulich bei der Selbsthilfegruppe war, erzählte eine Frau, dass sie nach Bad Sooden-Allendorf zur Kur fahre. Sie gab mir ihre Telefonnummer und ich habe plötzlich richtig Lust, sie anzurufen. Gesagt, getan. Sie erinnert sich gleich an mich und wir reden lange. Es hat ihr sehr gut dort gefallen und sie würde am liebsten gleich wieder mitfahren. Gute Angebote im sportlichen und künstlerischen Bereich soll es geben und sie hatte außerdem sehr nette Mitpatienten. Bald geht es auch für mich los, nur noch fünfzehn Tage und nur noch drei Bestrahlungen. Ich könnte jubeln!

Übermorgen gehe ich nachmittags zu Petra. Eine Bekannte von ihr ist vor Kurzem an Brustkrebs erkrankt und soll am Donnerstag ihre erste Chemo bekommen. Petra hat ihr von mir erzählt, dass ich alles so gut überstanden habe. Nun hat diese Bekannte allerhand Fragen an mich. Natürlich werde ich sie beantworten so gut ich kann. Was bin ich froh, dass ich jetzt alle unangenehmen Maßnahmen hinter mir und nur noch eine angenehme vor mir habe. Das ist ein tolles Gefühl. Der große Berg, vor dem ich stand, ist komplett abgetragen und der Weg wieder frei für normales Leben. Ich bin so froh. Mit dieser Frau möchte ich jetzt nicht tauschen, aber ich wünsche ihr von Herzen alles Gute und dass sie auch so viele positive Erfahrungen macht in der ihr bevorstehenden schweren Zeit, wie ich sie machen konnte.

Donnerstag, 09. Juni 2005

Fast ist es geschafft. Heute fahre ich zur letzten Bestrahlung nach Bonn. Ich kann es noch gar nicht glauben. Das Team an meinem Bestrahlungsgerät war außerordentlich nett und ich überlege schon seit ein paar Tagen, wie ich mich dafür bedanken kann. Aus meinem Kartenstapel suche ich eine meiner Lieblingskarten heraus, mit dem Spruch: „Der größte Reichtum unseres Lebens sind die kleinen Sonnenstrahlen, die täglich auf unseren Weg fallen." Lange überlege ich, was ich auf die Rückseite schreiben soll und folgendes kommt dabei heraus: Liebes Clinac-2-Team, solch kleine Sonnenstrahlen waren die freundliche Begrüßung jeden Tag und die Frage: „Wie geht es Ihnen?" Trotz der Kürze meines Aufenthalts und der Vielzahl der Patienten, war immer Zeit für ein paar

persönliche Worte und für ein: „Einen schönen Tag noch."
Dies wirkte nie aufgesetzt, sondern immer ehrlich. Somit
habe ich hier nicht nur meine tägliche Dosis Strahlen,
sondern auch noch eine tägliche Dosis „Sonnenstrahlen"
erhalten.

Herzlichen Dank dafür, Kerstin Illenseer

Der Abschied fällt dann auch sehr herzlich aus. Natürlich
sagt niemand „Auf Wiedersehen", denn hier möchte das
Team natürlich die Patienten nie mehr wieder sehen. Zu
guter Letzt muss ich noch zum Arztgespräch. Etwas Blut
will er von mir. Das ist mir Recht, denn ich bin neugierig,
was meine Leukos so machen und wie der Hb-Wert ausfällt. Alles ist bestens und ich bin zufrieden. Dann schaut
er sich noch meine bestrahlte Brust an, verordnet Salbe
und bestellt mich zu einem Kontrolltermin für Ende Juli.
Wenige Minuten später bin ich entlassen. Das war's!!!
Sämtliche Anti-Tumor-Therapie ist abgeschlossen. Ich
bin wieder gesund, als geheilt entlassen. Zufrieden nehme ich zur Kenntnis, wie sich der kleine Rest meiner ehemals großen, schwarzen Krebswolke an den äußersten
Rand des Horizonts verzieht und den Blick auf viel blauen Himmel freigibt. Ich bin tumorfrei und werde mir die
größte Mühe geben, das auch bis an mein Lebensende
zu bleiben. Zu gegebenem Zeitpunkt werde ich dann an
Altersschwäche sterben, auf gar keinen Fall an Krebs,
aber das sagte ich, so glaube ich, schon einmal.

Kaum zu Hause, mache ich Bestandsaufnahme. Die letzten beiden Bestrahlungswochen haben mir doch ziemlich
zugesetzt. Eine bleierne Müdigkeit überfällt mich oft und
ich mache viele kleine Päuschen auf der Couch. Auch die
Haut hat sehr gelitten. Lange ist es gut gegangen, aber
jetzt sieht meine linke Brust sehr mitgenommen aus. Die
ehemals zarte Haut der Brustwarze ist bräunlich verfärbt

und fängt an, sich in kleinen Fetzen abzuschälen. Unter der Brust ist eine offene, nässende Stelle und nach der letzten Bestrahlung heute, hat sich zu allem Überfluss auch noch mitten auf der Brust eine kleine Brandblase gebildet. Bisher durfte ich nur pudern, was die Haut total ausgetrocknet hat. Jetzt aber darf ich cremen. Das tut gut, besonders auf den wunden Stellen in der Achselhöhle. Im Nu saugt die Haut alles auf. Die offene Stelle behandle ich mit Wundsalbe und decke sie mit etwas Mull ab. Chemo und OP haben meine Brust nahezu unversehrt gelassen. Jetzt aber ist sie angeschwollen, rötlich verfärbt und unnatürlich heiß. Sie fühlt sich krank an, als hätte sie Fieber. Lange halte ich meine Hände unter kaltes Wasser, umfasse meine lädierte Brust mit den herrlich kalten Händen und tröste sie mit den Worten: Jetzt ist alles vorbei, wir zwei sind wieder gesund. Du wirst sehen, bald geht es dir wieder richtig gut.

Sonntag, 12. Juni 2005

Neun Tage sind es nur noch bis zum Beginn der Reha. Ich freue mich riesig darauf und werde langsam zappelig. Meine Ansprüche an die Reha sind eigentlich recht einfach. Ich wäre mit wenigen Anwendungen zufrieden und möchte auch nicht an vielen Gruppenangeboten teilnehmen. Das Wichtigste ist für mich, viel Zeit mit Dingen verbringen zu können, nach denen mir gerade der Sinn steht: Walken, Bücher lesen, Briefe an nette Menschen schreiben, Tagebuch schreiben, schwimmen gehen, durchs Städtchen bummeln, früh schlafen gehen. Natürlich wäre es schön, wenn ich nette Mitpatienten hätte, aber ich muss dort keine Freunde fürs Leben finden.
Von Anfang an, als ich noch die komplette Therapie vor mir hatte, schwirrte immer die Idee einer Wiedergesund-Party durch meinen Kopf. Eigentlich sollte sie

noch vor den Sommerferien stattfinden, aber durch die Verzögerung mit der Strahlentherapie klappt das jetzt nicht mehr. Auch hatte ich keine konkrete Vorstellung davon, wo und wie sie stattfinden soll. Zeitweise wollte ich die Idee auch ganz begraben. Kaum aber war die letzte Bestrahlung vorbei, nahm die Sache in meinem Kopf Gestalt an. Inzwischen steht der Termin fest, Samstag, der 10. September, und ich habe das Pfarrheim hier im Dorf für diesen Zweck gemietet. Es bietet Platz für 40 Personen, hat eine komplett eingerichtete Küche mit ausreichend Geschirr und ist völlig wetterunabhängig. Die Pfarrsekretärin fragt ganz erstaunt: „Was willst du feiern? Wieder-gesund-Party? Ich habe noch nie gehört, dass jemand so etwas feiert, aber die Idee finde ich toll." Im Nu erstelle ich auch schon eine Gästeliste. Alle, die mir mit ihrer Anteilnahme beim Gesundwerden geholfen haben, sollen dies auch mit mir feiern. Niemand soll auf die Idee kommen, ein Geschenk mitzubringen, stattdessen hätte ich gern einen Salat, Kräuterbutter, einen Nachtisch oder Ähnliches. Ich freue mich schon darauf und voller Vorfreude rufe ich Christina an. Sie wird auf jeden Fall mit ihrer Familie kommen, ebenso Irina und Bernd. Katja und Kai werden schnellstens informiert, damit Katja ihre Wochenenddienste danach planen kann. So kommen ganz schnell zehn Personen zusammen, die hier übernachten müssen. Ob wir die alle unterbringen? Nun, bis zu dem festgelegten Termin sind es noch drei Monate, Zeit genug, um Pläne zu machen.

Freitag, 17. Juni 2005

Der Dienstag rückt immer näher. So allmählich beginne ich, auf der Couch im Gästezimmer bereitzulegen, was alles in den Koffer muss. Da ich den Computer ja nicht mitnehmen kann, packe ich genug Papier und Stifte zum Tagebuchschreiben ein, ebenso meine Postkartensammlung, Briefpapier und die Adressen der Leute, denen ich gern schreiben möchte. In der Bücherei leihe ich mir einen großen Stapel Bücher aus und für die Fahrt mehrere Hörbücher. Beim Friseur wird meine flotte Kurzhaarfrisur noch einmal zurechtgestutzt. Die Friseurin, die mich immer bedient, empfängt mich mit den Worten: „Die kurzen Haare stehen Ihnen total gut. Es freut mich auch, dass es Ihnen so gut geht. In den vergangenen Monaten musste ich oft an Sie denken. Prima, dass Sie alles so gut überstanden haben." Wir machen Pläne für meinen ersten Friseurbesuch nach der Reha. Ein paar rötliche Strähnchen im superkurzen Pony würden die Frisur sicher zusätzlich aufpeppen. Die Idee gefällt mir. Darauf freue ich mich schon.

Der heutige Tag wird sehr ruhig. Volker arbeitet in einem seiner Nebenjobs, die Kinder sind bei Freunden und ich bleibe mit meiner Vorfreude allein zu Hause. Das vor uns liegende Wochenende werden wir noch einmal als Familie genießen. Herrliches Sommerwetter ist angesagt und ich habe Grillwürstchen eingekauft. Am Montag wird sich die Haushaltshilfe vorstellen, die während meiner Abwesenheit hier nach dem Rechten sieht und dann, dann ist es endlich Dienstag. Direkt morgens, wenn die Kinder aus dem Haus sind, werde ich mich auf den Weg machen. 238 Kilometer sind es bis Bad Sooden-Allendorf. Die werde ich ganz gemütlich angehen. Dann bin ich schon am späten Vormittag dort und habe noch etwas vom Tag. Ich freue mich!!!

Montag, 20. Juni 2005

Morgen geht es endlich los. Zwei gepackte Koffer stehen hier und ich würde am liebsten sofort losfahren. Nachher kommt noch die Haushaltshilfe und stellt sich uns vor. Hoffentlich kommen die Kinder mit ihr klar. Ansonsten

habe ich alles gut vorbereitet. Alle Wäsche ist sauber, die Betten sind frisch bezogen und Kühlschrank und Tiefkühltruhe gut gefüllt. Für meine Familie ist also bestens gesorgt. Ich werde diese drei Wochen genießen nach allen Regeln der Kunst. Das habe ich mir verdient!
Zwei dicke Schreibblöcke gehören zu meinem Gepäck. Mein Kopf ist voll mit Gedanken, die förmlich darauf warten, aufgeschrieben zu werden. Wahrscheinlich werde ich gar nicht wissen, mit welchem ich beginnen soll. In den letzten Tagen hatte ich zwar die Zeit, aber nicht die nötige innere Ruhe, um meine Gedankengänge schriftlich festzuhalten. In der Reha werde ich die Tür meines Einzelzimmers hinter mir schließen oder mir ein ruhiges Plätzchen im Freien suchen und schreiben bis der Stift qualmt. Mir juckt es schon in den Fingern. Ich freue mich!!!

Dienstag, 21. Juni 2005

Nun ist es also so weit. Heute beginnt meine Anschlussheilbehandlung. Die Koffer liegen schon im Auto. Lediglich die Kulturtasche muss ich noch packen. Zum Abschied fahre ich beide Kinder bis vor die jeweilige Schultür. Ob sie mich vermissen werden? Wie werden sie mit meiner langen Abwesenheit zurecht kommen? So lange waren wir noch nie getrennt. Sicher wird es gut funktionieren. So klein sind sie ja nicht mehr. Vielleicht tut uns allen nach dieser Ausnahme-Zeit der Abstand sogar gut. Nachdem ich zu Hause noch einmal für Ordnung gesorgt habe, mache ich mich um 8.45 Uhr auf den Weg. Die Fahrt verläuft gut. Ein spannendes Hörbuch sorgt dafür, dass mir nicht langweilig wird und nach knapp drei Stunden erreiche ich ohne Probleme mein Ziel. In Windeseile lade ich aus, suche in den Nebenstraßen einen Parkplatz, bringe das Gepäck ins Zimmer und schaffe es fast pünktlich zum Mittagessen. Danach soll ich mich im Schwesternzimmer meiner Station anmelden. Zehn Minuten später sitze ich schon einer sehr netten Ärztin gegenüber. Sie nimmt sich für Gespräch und Untersuchung eine ganze Stunde Zeit. Erstaunt und erfreut ist sie über die gute Beweglichkeit meines linken Armes, aber das Schwimmen will sie mir wegen der strahlengeschädigten Haut noch nicht erlauben. Schade, denn darauf hatte ich mich gefreut. An einer Walkinggruppe werde ich versuchsweise teilnehmen und Massagen habe ich mir gewünscht. Ansonsten will ich so wenige Termine wie möglich und einfach nur meine Ruhe haben. Sie äußert Verständnis dafür und geht auf meine Wünsche ein. Nach meinen Beschwerden befragt, fällt mir wenig ein. Allerdings merke ich seit dem Ende der Bestrahlung, dass ich doch ziemlich fertig bin. Einerseits ist eine enorme Anspannung von mir abgefallen, die ich während der Therapie gar nicht als so groß wahrgenommen hatte, andererseits macht sich jetzt eine lähmende Erschöpfung in mir breit. Während der letzten Tage hatte ich noch viel zu erledigen, um meinen Haushalt für meine lange Abwesenheit vorzubereiten. Jeden Punkt habe ich auf eine Liste geschrieben und diese nach und nach abgearbeitet. Abends war ich dann von diesen Alltäglichkeiten total geschafft. Jetzt, in der Klinik angekommen, habe ich das Gefühl, mit meinen allerletzten Kräften den Weg hierher gefunden zu haben. Sämtliche Energien sind verbraucht, der Akku leer. So beschreibe ich der Ärztin meinen Zustand und sie meint dazu: „Das geht vielen so. Die Bestrahlung ist wirklich nicht Ohne und Sie haben, wie ich sehe, auch eine verschärfte Chemotherapie hinter sich. Gut, dass Sie sich für eine Reha entschieden haben. Sie wird ihnen gut tun." Wie ich mir meinen Wiedereinstieg ins Berufsleben vorstelle, will sie wissen. „Nun, eigentlich will ich direkt nach meiner Rückkehr wieder loslegen", ist meine Antwort. „Dann schreibt mich doch sicher niemand mehr krank, oder?" „Das Gegenteil ist der Fall", versichert sie mir. „Die wenigsten Patienten gehen sofort wieder arbeiten. Sie brauchen zu Hause noch einige Zeit, um sich zu stabilisieren." Damit habe ich gar nicht gerechnet, aber der Gedanke gefällt mir. Vor meinem inneren Auge habe ich mich auch noch nicht wieder arbeiten sehen. Eine kleine Schonfrist könnte ich noch brauchen. Der Gedanke daran erleichtert mich. Wieder in meinem Zimmer falle ich sofort aufs Bett. Vom Autofahren ist mein Nacken verspannt und ich habe Kopfschmerzen. Mitten im Zimmer stehen die Koffer, aber sie verschwimmen vor meinen Augen und das Auspacken muss warten. Nach einem Stündchen Pause geht mir das leicht von der Hand. Das Zimmer ist schön, nicht sehr groß, aber mit allem, was ich brauche, vor allem einem zum Schreiben gut geeigneten Tisch mit entsprechender Lampe und mehreren Schubladen. Das kleine Bad ist gerade renoviert und ich breite den üppigen Inhalt meiner Kulturtasche dort aus. Über dem Bett ist eine Leselampe angebracht, außerdem kann ich vom Bett aus fernsehen. Durch eine breite Tür gelange ich auf den Balkon, von wo aus ich einen schönen Blick auf einen bewaldeten Hang habe. Sobald die Koffer ausgepackt sind, sieht man dem Zimmer an, dass ich hier wohne. Der Nachttisch steht voller Bücher und auf dem Bett liegen die Kuscheltiere, die die Kinder mir ausgeliehen haben, eine kleine weiße Robbe von Frederik und ein flauschiges Pony von Lina. So bekommt das Zimmer meine persönliche Note. Schließlich soll ich mich hier drei Wochen wohlfühlen. Abends ruft Volker an. Ich rede lange mit ihm und dann noch mit den Kindern. Frau Fechtner, die Haushaltshilfe, hat leckeres Essen gekocht und ist bis halb Vier geblieben. Die Kinder scheinen zufrieden. Etwas anderes hatte ich auch nicht erwartet. Nun steht meiner Erholung nichts mehr im Wege, alles ist bestens. Gleich werde ich ausgiebig duschen und früh schlafen gehen. Um 7.20 Uhr muss ich morgen schon zur Blutentnahme.

Brief an Christina
Bad Sooden-Allendorf, den 22. Juni 2005

Liebe Christina,

seit gestern bewohne ich Zimmer 502 der Reha-Klinik und fühle mich sehr wohl hier. So ein Einzelzimmer ist etwas ganz Besonderes, wenn man aus einer lebhaften Familie kommt. Du machst einfach die Tür hinter dir zu und niemand will etwas von dir, wunderbar. Viel freie Zeit und wenig Termine habe ich mir beim Aufnahmegespräch gewünscht und so ist mein vorläufiger Therapieplan sehr übersichtlich. Falls mir das nicht reichen sollte, kann ich mich melden. Außerdem gibt es reichliche Möglichkeiten, an offenen Veranstaltungen teilzunehmen, Vorträge zu medizinischen Themen oder Ernährung, geführte Wanderungen, Tanzgruppe und Ähnliches. Wir werden sehen, wozu ich Lust habe. Nach dem Frühstück bin ich am Klinikeingang losmarschiert, um eventuell eine geeignete Walkingstrecke ausfindig zu machen. Ich musste zuerst etwa 10 Minuten steil bergauf. Oben gingen dann Wege in verschiedene Richtungen. Vielleicht ist da ein geeigneter dabei. Die Aussicht von dort oben über das Werra-Tal war jedenfalls ganz herrlich. Der Besuch des Stadtteils Sooden war dafür eher ernüchternd, ein paar wirklich schöne Fachwerkhäuser, ein kleiner Kurpark und jede Menge Cafés, alles im „Seniorenstil". Dafür fühle ich mich viel zu jung. In einem winzigen Buchladen habe ich mir eine Wanderkarte gekauft. Damit werde ich mich nachher noch mal auf die Socken machen. Zurück in der Klinik habe ich auf dem Balkon ein kleines Schwätzchen mit meiner Nachbarin gehalten. Sie scheint recht nett zu sein, wobei die drei Frauen an meinem Tisch im Speisesaal nicht so mein Fall sind. Die eine ist schon zwei Wochen da und zählt nur auf, was ihr hier alles nicht gefällt und welche der von ihr gewünschten Anwendungen sie nicht bekommen hat. Vor ein paar Jahren verbrachte sie zwei jeweils achtwöchige Kuren in einer anderen Klinik. Dort war natürlich alles viel besser. Ich stelle einfach die Ohren auf Durchzug und gebe spärliche Antworten. Die anderen beiden sind zwar nicht meine Wellenlänge, aber man kann sich mit ihnen unterhalten und sie meckern nicht.

Erschreckend finde ich die Anzahl der Patienten und die Tatsache, dass sie alle Krebs hatten oder noch haben. Weit über die Hälfte sind Frauen. Die meisten Patienten schätze ich auf Mitte Vierzig bis Ende Fünfzig, wenig ältere, aber dafür einige sehr junge. Die meisten sehen fit und gesund aus. Zu denen zähle ich mich auch und bin dankbar dafür. Anderen sieht man ihre Krankheit deutlich an. Natürlich laufen auch viele sehr Kurzhaarige hier herum, so wie ich. Die Meckertante an unserem Tisch erzählte vorhin ausführlich von ihren Knochenmetasthasen nach Mamma-Ca. Da musste ich mir dann ganz energisch verbieten, darüber nachzudenken und mir wiederholt gut zureden: „Du hast ihn ausgemerzt, den Krebs. Du hast ihn so schnell in die Knie gezwungen, dass er sich gar nicht traut, wiederzukommen. Knochenmetasthasen kommen für dich nicht in Frage, basta!!!

Kurze Unterbrechung, ich muss zur Gymnastikgruppe. ... Da bin ich wieder. Es war ganz nett, aber gefordert hat es mich nicht. Dafür habe ich mit einer sehr netten Mitpatientin geplaudert, die schon zwei Wochen hier ist. Sie könnte etwa mein Alter haben und zieht eine sehr positive Bilanz ihres bisherigen Aufenthalts, na also.

Weißt du, was ich jetzt mache? Mit einem guten Buch werde ich mir draußen auf der Liegewiese einen Liegestuhl teilen. Es sind noch zwei Stunden bis zum Abendessen, Zeit ohne Ende, zur freien Verfügung, paradiesisch. Ich kann schon hören, wie er nach mir ruft, der Liegestuhl. Liebe Grüße, Kerstin

Mittwoch, 22. Juni 2005

Ein kleiner Zettel am schwarzen Brett der Station macht mich neugierig: *Offener Tanzabend mit einer Tanz-Therapeutin in der Sporthalle.* Soll ich hingehen oder vielleicht lieber doch nicht? Was, wenn es mir nicht gefällt? Eine Stunde soll es dauern. Auf dem Weg zum Abendessen sehe ich an der Rezeption Listen auslegen. Dort kann man sich für Tanz-Therapie am Freitag und für Tai Chi am Samstag eintragen. Auf beiden Listen sind nur noch wenige Plätze frei und ich nutze die Gelegenheit, mich für beides einzutragen. Auf jeden Fall werde ich das mit dem Tanzen nachher testen. Wenn es mir nicht gefällt, kann ich nämlich den Platz am Freitag für jemand anderes freimachen.

Um halb Acht soll es losgehen. Zwei mutige Männer und zwölf Frauen, die meisten davon jüngeren Datums, treffen sich in der Sporthalle. Dieser Raum gefällt mir, groß und freundlich, mit hellem Parkettboden und einer langen Fensterfront. Die Türen nach draußen stehen auf und es strömt frische Luft herein. Meine Turnschuhe ziehe ich aus. Hier laufe ich lieber barfuß. Franziska, die Tanz-Therapeutin, ist sehr nett, aber als sie sagt, alle sollen einfach nach ihrer Fantasie tanzen, würde ich lieber wieder gehen. Ich hätte gerne Anregungen und Anleitung, denn dann würde ich mich sicherer fühlen. Als Jugendliche bin ich nie in Discos gegangen, weil ich mir bei diesem „Gehüpfe" dort total lächerlich vorkam. Tanzschule dagegen oder Volkstänze bei Musikfreizeiten fand ich immer toll. Nun ja, ich werde es tapfer versuchen. Franziska legt tolle Musik auf, flotte, spanisch angehauchte, ruhige, experimentelle, irische, eine bunte Palette. Es macht mir Spaß! Manchmal dauert es ein Weilchen, bis ein neuer Rhythmus in meinen Füßen ankommt, später machen wie von selbst auch die Arme mit. Nach einer Weile wird die Sache schweißtreibend. Franziska geht zu ruhigerer Musik über. Durch die geöffneten Türen bewege ich mich nach draußen. Mit den nackten Füßen durch das kühle Gras zu tanzen, fühlt sich wirklich gut an. Im Nu ist eine halbe Stunde herum und Franziska kündigt uns eine Traumreise an. Jeder sucht sich einen Platz mit viel Bewegungsfreiheit und stellt sich dort hin, die Augen geschlossen. Passend zur Musik fängt Franziska an zu erzählen. Wenn sie spricht, macht sie die Musik leiser, zwischen ihren Sätzen wieder lauter. Sie lässt uns in ein kleines Flugzeug steigen und über die Startbahn sausen. Sanft heben wir ab, ... um kurz darauf die Häuser, Bäume und Felder kleiner werden zu sehen, ... und schließlich über weißen Wolken zu schweben. Ganz von selbst fange ich an, mich zu bewegen. Ich fliege wirklich und fühle mich ganz leicht. Natürlich lässt sie uns auch wieder behutsam landen und holt uns in die Wirklichkeit zurück. Es folgt noch Musik zum freien Tanzen, bevor wir zu einem gemeinsamen Abschluss finden. Alle fassen sich an den Händen und tanzen gemeinsam durch den Raum und draußen über die Wiese. Eins ist klar: meinen Platz für die Tanz-Therapie am Freitag gebe ich nicht wieder her. Das Leben hier ist wie ein Ausnahmezustand. Ich tue Dinge, die ich zu Hause so nicht tun würde und ich bin nicht nur räumlich, sondern auch gedanklich und emotional ganz weit von zu Hause weg. Wieder oben im Zimmer (ich wohne übrigens im fünften Stock und meide konsequent den Aufzug) trage ich den kleinen runden Tisch und einen Stuhl auf den Balkon. Hier sitze ich nun, trinke grünen Tee und schreibe. Zwischendurch ruft meine Familie an. Es geht allen gut, warum auch nicht? Schön ist es, mit ihnen zu reden und ich fühle mich rundum glücklich und zufrieden. Langsam wird es dunkel, zu dunkel zum Schreiben und auch zu kühl, um sich draußen aufzuhalten. Da kommt meine nette Nachbarin auf den Balkon und wir unterhalten uns noch ein Weilchen sehr angeregt. Jetzt gehe ich aber schleunigst duschen und dann ins Bett.

Donnerstag, 23. Juni 2005

Leider wache ich seit einiger Zeit immer sehr früh auf, fühle mich noch müde, kann aber trotzdem nicht mehr einschlafen. So auch heute. Durch die geöffnete Balkontür kann ich beobachten, wie die Strahlen der Morgensonne sich den bewaldeten Hügel hinuntertasten und ihn leuchten lassen. Dazu zwitschern viele eifrige Vögel und unten im Hof ertönt das Geschrei sich streitender Katzen. In den Zimmern neben, über und unter mir erwacht langsam alles zum Leben, Wecker piepsen, Musik geht an und die ersten Telefone klingeln. Ein wahrer Geräusch-Cocktail dringt, wenn auch gedämpft, in mein Bewusstsein ein. Zeit zum Aufstehen.

Ich frühstücke zeitig, ziehe mich zum Wandern um und marschiere los. Zum Rossbergturm möchte ich. Das sind etwa vier Kilometer stetiger, teils steiler Anstieg, der mich schon etwas anstrengt, sich aber lohnt. Der Weg führt durch lichten, sonnendurchfluteten Buchenwald. Überall raschelt es im Unterholz. Oft pickt dort eine Amsel zwischen den trockenen Blättern, aber manchmal, wenn ich genau schaue, sehe ich auch eine Maus in ihr Loch huschen. Dann sind da noch die Eichhörnchen, die flink an den Baumstämmen hinaufsausen. Menschen scheint es hier keine zu geben. Mir begegnet niemand. Nach etwa fünfzig Minuten erreiche ich den Aussichtsturm. Die Aussicht von oben ist herrlich, wenn auch nur nach Süden, da der Turm an den anderen drei Seiten von hohen Bäumen umstanden ist. Mein Blick fällt auf eine kleine Lichtung, die über und über mit pink blühendem Fingerhut bewachsen ist. Weiter hinten ist ein kleines Dorf zu sehen und ich schaue auf der Wanderkarte nach, wie es heißt. Als ich von der Karte aufblicke, fühle ich mich wie in einem kitschigen Heimatfilm. Am Rande der Lichtung ist ein Reh aufgetaucht und knabbert in aller Ruhe an den saftigen Grashalmen. Leider kann ich mich nicht lange aufhalten, weil ich zur „Einführung in die Musiktherapie" wieder in der Klinik sein muss. Den Rückweg schaffe ich deutlich schneller als den Hinweg, denn es geht ja nur bergab. Mitten im Wald schrecke ich noch ein Reh auf. Mit großen, eleganten Sprüngen verschwindet es zwischen den Bäumen. Diese Wanderung war ein ganz herrliches Naturerlebnis und bestens gelaunt erreiche ich die Klinik.

Karte an Ulla mit dem Spruch: „Freunde sind wie Laternen an einem langen, dunklen Weg. Sie machen ihn nicht kürzer, aber ein wenig heller."

Meine liebe Ulla,

im Laufe des vergangenen Jahres standen viele Laternen an meinem Weg. Eine davon, eine besonders helle, warst Du. Ich brauche wohl nicht zu sagen, dass ich Dir ebenfalls jederzeit als Laterne zur Verfügung stehe. Danke für Dein Licht, Deine Kerstin

Freitag, 24. Juni 2005

Heute ist wohl nicht mein Tag. Bisher hat mich morgens mein Spiegelbild immer so nett angelacht und mir bestätigt: „Du siehst gut aus, fit, gesund und fröhlich." Heute bleibt es stumm, komisch, wieso nur? „Nichts drum geben", sage ich mir und hole meine Kartensammlung aus der Schublade. Alle sind schön, aber für den heutigen Morgen suche ich nach einer ganz Bestimmten. Sie zeigt das geöffnete Fenster eines Schlafzimmers mit hübschen Vorhängen, in sanften Farben gestrichenen Wänden und einem gemütlichen Bett. „Gib jedem Tag die Chance, der schönste deines Lebens zu werden", steht darauf. Genauso werde ich mit dem heutigen Tag umgehen. Aber er muss ja nicht der schönste werden. Einfach nur schön würde ja schon reichen.

Die Turnhalle ist ein Raum, der mir besonders gut gefällt. Ich habe ihn vorgestern schon beschrieben. Er hat so eine warme Atmosphäre, dass ich mich direkt wohl fühle, wenn ich ihn betrete. Hier findet die Tanz-Therapie statt, auf die ich mich sehr freue. Nach einer kurzen Aufwärm- und Begrüßungsphase, kündigt Franziska uns „Makulele" an, einen afro-brasilianischen Kampftanz. Das klingt gefährlich, ist es aber nicht. Bevor sie an jeden von uns je zwei Makulele-Stäbe (auf zirka ½ Meter abgesägte Besenstiele) austeilt, machen wir erst ein paar Trockenübungen. Statt die Stäbe gegeneinander zu schlagen, klatschen wir vorerst nur in die Hände, die eigenen oder die des jeweiligen Tanzpartners. Später, mit Stäben ausgerüstet, aufgestellt in Innen- und Außenkreis, mit Drehungen, Partnerwechsel und der passenden Musik dazu, entwickelt sich das Ganze zu einer schweißtreibenden, temperamentvollen Sache, die in einem lustigen Durcheinander endet. Alle haben rote, glänzende Gesichter, mit kleinen Schweißperlen auf Stirn und Oberlippe und alle sind außer Atem und etwas aufgekratzt. Franziska versteht es, uns jetzt wieder zur Ruhe kommen zu lassen. Wir bilden einen engen Kreis und jeder legt seine Arme dem rechten und linken Nachbarn um die Taille. Alle schließen die Augen und im Takt einer leisen, ruhigen Musik beginnt die ganze Gruppe, sich leicht zu wiegen, hin und her. Manchmal gerät diese Bewegung etwas aus dem Takt, was sich aber von allein wieder einpendelt. Ich fühle mich an den Anblick eines Getreidefeldes im Wind erinnert. Jeder Halm bewegt sich für sich, aber aus etwas Abstand betrachtet, ergibt sich ein fließendes, harmonisches Bild. Dadurch, dass ich die Augen geschlossen halte, bin ich für mich allein, aber trotzdem ein Teil dieser zufällig entstandenen Gruppe. Danach sucht sich jeder einen Platz, stellt sich locker hin oder setzt sich auf einen Hocker.

Es folgt ein „Tanz" nur für den Kopf. Zu ruhiger Musik, die Augen geschlossen, wird nur langsam der Kopf bewegt. Es tut unglaublich gut, den Kopf mal hängen zu lassen, im doppelten Sinne, ihn danach wieder aufzurichten und durch seitliche Bewegung die verspannten Nackenmuskeln zu dehnen. Danach bei ausklingender Musik die Augen wieder zu öffnen, ist eine Wohltat. Den gleichen „Tanz", nur mit anderer Musik, tanzen wir noch für die Schultern und das Becken, um danach wieder alle Körperteile zusammenzufügen. Zum Abschied hüpfen, gehen, springen alle nach flotter Musik durch den Raum, wobei jeder mit jedem ein paar Abschiedsschritte tanzt. Alle sinken danach verschwitzt und erschöpft, aber mit einem glücklichen Strahl im Gesicht auf die Bänke.

Eine Weile liege ich danach in meinem Zimmer auf dem Bett und lasse das eben Erlebte noch einmal an meinem inneren Auge vorüberziehen. Dann habe ich das dringende Bedürfnis, diese Eindrücke niederzuschreiben, bevor sie verblassen, aber wo soll ich das tun? Mein Zimmer scheint mir zu eng dafür, außerdem könnte das Telefon klingeln. Mit meinen Schreibsachen ziehe ich mich deshalb in ein schattiges Eckchen der Dachterrasse zurück. Von hier habe ich eine herrliche Aussicht über den Stadtteil Allendorf und die bewaldeten Hügel dahinter. Ich bin hier ganz für mich allein und fühle mich rundherum glücklich. Dieser Tag hat seine Chance bekommen und sich zu einem sehr schönen und wertvollen entwickelt. Danke, lieber Tag!

Brief an Irina
Bad Sooden-Allendorf, den 26. Juni 2005

Liebe Irina,

heute ist schon mein fünfter Tag in der Reha-Klinik, aber

ich fühle mich, als wäre ich schon viel länger hier. Das Einzelzimmer, viel Zeit für mich, Gespräche mit netten Mitpatienten, schöne Landschaft, gutes Essen, Tanz-Therapie, Wanderungen, stundenlanges Schmökern in guten Büchern, ...das alles genieße ich in vollen Zügen. Auch das Schreiben gehört fest dazu. Mache ich hier etwas, was mir Freude bereitet, eine schöne Wanderung oder die Tanz-Therapie, so lege ich mir im Kopf schon die Sätze zurecht und freue mich regelrecht darauf, meine Erlebnisse schriftlich festzuhalten. So erlebe ich sie noch ein zweites Mal. Du wirst also allerhand lesen müssen, sobald ich zu Hause die vielen Seiten handschriftlicher Notizen in den Computer getippt habe.

Christina hat dir hoffentlich schon den Termin für meine Wieder-gesund-Party mitgeteilt, Samstag, den 10. September. Ihr kommt doch? Ich rechne fest mit euch.

Liebe Grüße, Kerstin

Brief an Christa
Bad Sooden-Allendorf, den 26. Juni 2005

Liebe Christa,

seit fünf Tagen führe ich nun schon ein sehr angenehmes Faulenzerleben. Die Wahl der Klinik hat sich als Volltreffer erwiesen. Anwendungen bekomme ich auf eigenen Wunsch nur wenige. Ich nutze die Zeit lieber ganz nach Belieben. Vorhin war ich mit einer netten Mitpatientin zwei Stunden wandern. Von einem Aussichtspunkt namens „Teufelskanzel", einem dicken Felsbrocken mitten im Wald mit herrlicher Aussicht auf die Werra-Schleife, ging es über einen schmalen Waldweg zur Ruine der Burg Hanstein und auf einem anderen Weg wieder zurück zum Parkplatz. An der bewirtschafteten Hütte auf der

Teufelskanzel konnten wir herrlich in der Sonne sitzen und eine Apfelschorle trinken, wunderbar. Das absolute Highlight hier war bisher die Tanz-Therapie. Dies ist ein zusätzliches, freiwilliges Angebot der Klinik, genau wie die Kunst- und Musiktherapie. Leider stehen nur wenige Termine dafür zur Verfügung und man muss sich immer schnell in die ausliegenden Teilnehmerlisten eintragen. Tai Chi und Yoga werden ebenfalls angeboten, außerdem noch Vorträge zu medizinischen oder psychologischen Themen. Hier kann also jeder auf seine Kosten kommen.

Was ich stets besonders genieße, sind die Mahlzeiten. Ein tolles Frühstück gibt es, mit Müsli, Frischkornbrei, Obst, Brötchen, Saft und was einen sonst noch glücklich macht. Mittags und abends ist besonders die Salatauswahl sehr abwechslungsreich und fantasievoll. Das Beste daran ist allerdings, dass ich nichts davon selbst zubereiten muss. Ich setze mich an den gedeckten Tisch und stehe hinterher einfach wieder auf, ohne mich um schmutzige Teller zu kümmern. Das ist der Himmel auf Erden.

Du siehst also, es geht mir blendend. Ganz herzliche Grüße,

Kerstin

Montag, 27. Juni 2005

Heute gehe ich schon vor dem Frühstück walken. Die Herzrhythmusstörungen, die durch die Bestrahlung aufgetaucht sind, finde ich ziemlich lästig und meine Fitness ist lange nicht so gut, wie ich sie gern hätte. Das sage ich auch dem Arzt bei der heute stattfindenden, wöchentlichen Visite. Er fordert mich auf, Geduld zu haben. Dafür, dass meine letzte Bestrahlung erst knappe drei Wochen zurückliegt, findet er mich ziemlich fit und meine Blutwerte wären auch schon wieder ganz prima. Damit könnte ich mehr als zufrieden sein, meint er. Nun, dann will ich ihm das mal glauben.

Dienstag, 28. Juni 2005

Walken vor dem Frühstück ist wunderbar, die Luft kühl und frisch und kaum ein Mensch unterwegs. Der ersten Massage heute schaue ich allerdings etwas skeptisch entgegen. In der Mutter-Kind-Kur bestand die Massage nur aus Streicheleinheiten, hoffentlich ist das hier besser. Es ist besser! Der Masseur hat einen guten Griff und die Behandlung ist sehr wohltuend.

Beim Mittagessen unterhalte ich mich wunderbar, denn ich bin an einen anderen Tisch umgezogen. Die Frauen hier passen besser zu mir. Mit einer von ihnen, Sabine aus Hamburg, verabrede ich mich zum Wandern. Mit dem Auto fahren wir hoch zum Naturpark „Hoher Meißner" und gehen dort einen ganz herrlichen Weg. Zwischendurch kehren wir ein und trinken etwas. Die Aussicht von hier, 711 Meter über NN, ist ganz großartig. Guter Dinge treten wir den Rückweg an. Auf der Wanderkarte ist noch ein schöner Weg eingezeichnet, den wir auch gern gehen würden. Vielleicht ist nächste Woche Zeit dafür.

Mittwoch, 29. Juni 2005

An meinem neuen Tisch im Speisesaal fühle ich mich rundum wohl. Wir unterhalten uns wunderbar, über die Klinik, über unsere Heimatorte, über die Therapien, über Wanderungen, über unsere familiären Hintergründe und natürlich auch über den Grund, aus dem wir alle hier sind, unsere Krebserkrankung. Der Krebs ist aber nur ein Thema von vielen. Zwischendurch kommt man mal darauf zu sprechen. Jeder hier hat seine ganz persönlichen Erfahrungen mit dieser Erkrankung. Für mich ist es schön, zu sehen, dass die meisten Betroffenen hier positiv und lebenslustig ihr ganz normales Leben führen, mit Beruf, Haushalt, Kindern und so weiter. Ein Herr ist gestern angereist, der im Laufe einiger Jahre schon zehn Mal unterschiedliche Tumore hatte. Man sieht ihm das nicht an und er führt immer noch ein lebenswertes Leben. Von solchen Krankheitsverläufen zu hören, ist einerseits erschreckend, andererseits aber auch ermutigend. Man kann mit dieser Krankheit leben. Auch wenn sie wiederkommt, ist nicht alles verloren. Immer mehr gelange ich zu der Erkenntnis, dass der Krebs nicht schrecklicher ist, als andere Krankheiten. Sicher neigt man gern zu Vergleichen, wen es wohl noch schlimmer getroffen hat. Solche Vergleiche anzustellen, ist eigentlich nicht meine Art. Ich finde, wie schlimm es den Einzelnen erwischt, hängt sehr mit seinem subjektiven Empfinden zusammen. Für mich waren beispielsweise die durch die Chemo verursachten Magenbeschwerden zwar unangenehm, aber durchaus erträglich. Jemand anders hätte sie möglicherweise als viel schlimmer empfunden und sich davon mehr herunterziehen lassen. Allerdings halte ich es für möglich, auf das subjektive Empfinden Einfluss zu nehmen. Wenn man sich eine positive Umgebung schafft und bewusst Dinge tut, an denen man sich erfreuen kann, ist alles viel leichter. Das sagt sich so leicht, wenn einem das gelungen ist, so wie mir. Vollstes Verständnis habe ich für die Menschen, denen in solch einer Krisensituation die Kraft dafür fehlt. Ist dann niemand da, der Hilfestellung gibt, sind diese Menschen wirklich arm dran. Ich bin in der glücklichen Lage, meinen momentanen Gemütszustand erkennen und entsprechend beeinflussen zu können. Im Verlauf des letzten Jahres habe ich auf diesem Gebiet eine große Sensibilität entwickelt. Wenn ich unausgeglichen bin, genervt, schlecht gelaunt, kann ich zwar nicht immer den Grund dafür herausfinden und wenn doch, ist daran vielleicht nichts zu ändern, aber an meiner Laune kann ich etwas ändern. Bemerke ich meinen Negativ-Zustand, halte ich inne und versuche, ihn zu analysieren. Die Erkenntnis wieso, weshalb, warum, kommt meist recht schnell, wenn ich versuche, mich von außen, wie aus einer anderen Perspektive zu betrachten. Lässt sich der Grund für meinen Frust ändern, dann hat dieser Schritt Vorrang vor allem anderen, wenn nicht, suche ich Mittel und Wege, trotzdem meine Stimmung aufzuhellen. Eine Pause mit einer guten Tasse Tee, die richtige Musik, ein kurzes Telefonat mit einem netten Menschen, an den Blumen im Garten riechen oder einfach nur die Augen schließen, tief durchatmen und an etwas Schönes denken, kann Wunder bewirken. Danach fühle ich mich meisten besser. Das konnte ich nicht immer, vielmehr musste ich es fleißig üben. Besonders schwer fiel mir, die Situation zu erkennen, wo die Stimmung abzurutschen drohte. Oft war ich dann auch zu träge, aktiv etwas dagegen zu tun, mit dem Ergebnis, dass der Rest des Tages verdorben war. Inzwischen weiß ich aus Erfahrung, dass jede Anstrengung sich lohnt, um sich aus einem Stimmungstief herauszuarbeiten. Insbesondere in meiner Rolle als Mutter kommt mir die neu erworbene Fähigkeit zu Gute, denn mit meiner Laune steigt und fällt auch die Stimmung zu Hause. Das geht bestimmt vielen Müttern so. Kommen die Kinder von der Schule und treffen daheim auf eine verdrießliche, schlecht gelaunte, nörgelige Mutter, ist der Streit schon vorprogrammiert. Natürlich wäre es falsch, immer so zu tun, als sei alles in bester Ordnung, nur um daheim die Stimmung zu retten. Solche Schauspielerei kostet viel zu viel Kraft und ist unehrlich. Auf Dauer funktioniert das auch nicht. Schaffe ich es trotz allem einmal nicht, mich aufzurappeln, warne ich meine Familie, dass ich schlecht drauf bin und man mich möglichst nicht auch noch reizen soll.

Mittwoch, 29. Juni 2005

Am Nachmittag findet eine geführte Wanderung statt, an der ich teilnehme. Etwa zehn Kilometer bergauf und bergab legen wir zurück. Dabei ergeben sich von ganz allein wechselnde Grüppchen und ich unterhalte mich gut mit verschiedenen Mitpatienten. Abends ist wieder offenes Tanzen in der Sporthalle. Danach bin ich reif fürs Bett. Walken, wandern, tanzen, alles an einem Tag, hat mich angenehm müde gemacht. Gerade als ich mich noch einmal kurz mit meinem Buch auf dem Balkon niederlassen und die Abendsonne genießen will, klingelt das Telefon. In freudiger Erwartung auf ein nettes Gespräch, nehme ich den Hörer ab und höre Linas Schluchzen. Sie hat Krach mit Papa. Mein erster Gedanke ist: „Lass mich hier damit in Ruhe. Ich will das jetzt nicht hören." Natürlich sage ich nichts dergleichen, sondern lasse sie erzählen. Solche Situationen gibt es auch, wenn ich zu Hause bin. Lina ist in dem netten Alter, wo sie Konfrontationen manchmal regelrecht zu suchen scheint. Auch mit mir gerät sie oftmals heftig aneinander. Nun sind sich Lina und Volker recht ähnlich und wenn diese zwei Hitzköpfe aufeinander treffen, rummst es schon mal besonders heftig. Keinem von beiden gelingt es dann, cool zu bleiben. Egal ob sich Lina mit Volker oder mir streitet, es geht immer um die gleichen Dinge: chaosartige Zustände in ihrem Zimmer, bloß nicht zu viel für die Schule tun, die Kaninchen zu füttern vergessen, die wenigen Pflichten im Haushalt ignorieren, aber dafür gerne das Elterntaxi anfordern, Freundinnen mit nach Hause bringen, am Wochenende lange schlafen, sich an den gedeckten Frühstückstisch setzen und anschließend zum Reiten verdrücken, ... Ich höre mir ihre Klagen an und lasse sie dann Volker ans Telefon holen. „Was soll denn passiert sein?", schnaubt er wütend, „das Gleiche wie immer, ..." Laut und aufgeregt zählt er auf, was ihn so auf die Palme bringt. Ich kann ihn so gut verstehen, sage aber gar nichts und lasse ihn reden, auch als er anfängt, sich zu wiederholen. Langsam verebbt der Redeschwall, er wird ruhiger und leiser. „Und was hat das jetzt gebracht, dass ich dir das alles aufgezählt habe?", fragt er zum Schluss und atmet danach tief durch. Ich sage gar nichts und nach einer kurzen Pause muss er lachen. Seine Wut ist verraucht und es geht ihm besser. Danach rede ich Lina ins Gewissen, dass sie doch jetzt, wo ich nicht da bin, die Chance hat, uns und sich selbst zu beweisen, wie groß sie schon ist. „Jetzt vertragt euch wieder!", fordere ich beide auf. Die Wogen scheinen sich auch wirklich geglättet zu haben, als wir auflegen. Ich muss erst einmal tief seufzen, aber auch leise lachen. Ganz sicher bin ich mir, dass sich die beiden zu Hause jetzt im Arm halten und ihren Streit begraben. Kurze Zeit später ruft Volker noch einmal an. „Alles wieder in Ordnung", verkündet er, „du kennst uns ganz schön gut, sogar aus der Ferne weißt du, was los ist." Wir plaudern noch ein wenig, bevor wir uns gut gelaunt verabschieden. Jetzt fühle ich mich nicht nur körperlich, sondern auch emotional total erschöpft, aber ich habe das gute und warme Gefühl, die nötige Kraft und Gelassenheit erworben zu haben, um solche Gewitterstürme unbeschadet zu überstehen. Nicht nur das, ich gehe bestätigt und gekräftigt daraus hervor. Dies ist auch ein Resultat aus meinem Krankheitsjahr. Ich habe mich weiterentwickelt, bin reifer geworden für schwierige Lebenssituationen. Wenn ich die durch die Krankheit bedingte schwere Zeit so gut überstanden habe, werde ich auch die Kraft haben, andere kleine und große Lebenskrisen zu meistern. Ich habe jetzt viel mehr Vertrauen zu mir selbst und schaue mit Zuversicht und einer gewissen Vorfreude auf mein Leben nach den Krebs. Meine Familie wird ebenfalls von dieser neuen, erneuerten, gestärkten Mutter profitieren. So soll es sein und so ist es gut.

Donnerstag, 30. Juni 2005

Heute steht neben Massage und Walken auch Klang-Meditation auf meinem Terminplan. Im Raum der Musik-Therapie liegen die Teilnehmer bequem auf Matten, zugedeckt mit kuscheligen Decken, den Kopf auf einem weichen Kissen. Die Musik-Therapeutin spielt nacheinander vier verschiedene Instrumente. Das erste vermittelt mir das Gefühl, während eines heftigen Sturmes in einem Laubwald zu stehen. Der Sturm braust auf und ebbt ab und über mir rauschen die Blätter. Von Zeit zu Zeit prasseln auch dicke Regentropfen auf mich hernieder. Leise lässt sie den Sturm verklingen und greift zur Leier. Zarte, sanfte Töne fügen sich zu einer zufälligen Melodie aneinander und geben mir ein Gefühl von Leichtigkeit. Viele Gedanken kommen angeschwebt wie Schmetterlinge, berühren mich kurz und flattern weiter. Danach schlägt sie mehrmals mit unterschiedlicher Intensität einen großen Gong, bevor sie längere Zeit der Klangwiege zarte Töne entlockt. Völlig entspannt liege ich auf meiner Matte. Mein Körper scheint zu schlafen, während meine Gedanken gerade noch mit halber Geschwindigkeit reisen. Wohlig warm und eingelullt von sanften Tönen, bemerke ich nur am Rande, dass jetzt wieder die Leier erklingt. Dann hört die Musik langsam auf, verabschiedet sich von diesem Raum und Stille kehrt ein. Ringsum höre ich nur gleichmäßige Atemzüge. Mir fehlt die Musik und anderen scheint es ebenso zu gehen. Alle fangen an, sich zu recken und zu strecken, setzen sich benommen auf, oder lassen einen tiefen Seufzer hören. Wer mag, kann sich zu seinen Erlebnissen mit der Musik äußern. Ich staune, welch unterschiedliche Empfindungen dabei zum Ausdruck gebracht werden. Noch etwas benommen und ziemlich langsam schleiche ich die Treppe hoch in die fünfte Etage. Angenehm schwerelos fühle ich mich und das hält auch noch eine Weile an, einfach wunderbar.

Freitag, 01. Juli 2005

Als der Wecker klingelt und ich bemerke dass es regnet, drehe ich mich einfach wieder um und schlafe weiter, keine Lust zum Aufstehen. Nach einem späten Frühstück beschließe ich, nach Eschwege zu fahren. Eine gute Entscheidung ist das, denn das Städtchen gefällt mir sehr. Es hat eine hübsche Fußgängerzone, die heute, am Markttag, sehr belebt ist. Außerdem werden überall schon Vorbereitungen für ein Stadtfest getroffen, das bis Montag andauern soll. Viele kleine Geschäfte finde ich hier und ein paar T-Shirts zu so mageren Preisen, dass selbst mein arg strapazierter Geldbeutel nicht „nein" sagen kann. Ein paar schöne Karten für meine Sammlung nehme ich ebenfalls mit. Vollauf zufrieden mit meinem Vormittag komme ich genau pünktlich zum Mittagessen wieder in der Klinik an. Der Nachmittag gehört dem Tanzen. Wie ein Kind freue ich mich darauf. Heute stehen wir statt Franziska Nadja gegenüber. Neugierig bin ich darauf, wie sie die Stunde gestalten wird. Nach einem lockeren Aufwärm- und Begrüßungstänzchen folgt eine Partnerübung. Ein Partner schließt die Augen und lässt sich vom anderen sicher an den Schultern fassen und zu ruhiger Musik herumführen. Für viele ist es gar nicht so einfach, die Zügel aus der Hand zu geben und sich völlig einem fremden Menschen anzuvertrauen. Ich kann deutlich die anfänglichen Widerstände meiner Partnerin spüren. Es dauert eine Weile, bis sie sich locker von mir dirigieren lässt, aber dann geht es prima, sogar rückwärts. Natürlich wird danach getauscht. Für mich ist es ein seltsames Gefühl, mich mit geschlossenen Augen der Führung eines anderen Menschen zu überlassen, aber es geht gut. Nadja stellt ein paar Gedanken zum Thema Vertrauen in den Raum. Sie gestaltet diese Stunde sehr therapeutisch, psychologisch. Ich finde durchaus interessant, was sie zu sagen hat. Auf diese Weise wird aber jeder Tanz zu einer Übung. Ein paar Frauen gefällt das so besser. Mir fehlt die Lockerheit und vor allem der Spaßeffekt. Franziskas Art ist mir lieber. Die zweite Stunde geht im gleichen Stil weiter. Nach der Hälfte der Zeit reicht es mir einfach und ich ziehe mich bis zum Abendessen in mein Zimmer zurück.

Den Abend werde ich ganz ruhig verbringen. Heute steht mir nicht der Sinn nach Gesellschaft. Nach einer ausgiebigen Dusche ziehe ich bequeme Sachen und gemütliche Kuschelsocken an. So ausgerüstet widme ich mich meinem Buch. Das Buch ist leider nicht ganz mein Geschmack. Lustlos stöbere ich deshalb den Bücherstapel durch, den ich mitgebracht habe, aber was mir zu Hause noch lesenwert schien, sagt mir hier und heute überhaupt nicht zu. Es ist noch nicht mal Acht Uhr. Was mache ich denn jetzt? Gleich werde ich erst einmal Nachrichten gucken, schließlich gibt es heute etwas über hohe Politik zu hören, Vertrauensfrage des Bundeskanzlers. Die Berichterstattung rauscht an mir vorüber. Alles, was da ach so demokratisch abgestimmt wird, ist doch im Vorfeld längst entschieden. So ein Zirkus! Anschließend kommt auch noch eine Sondersendung zu dem Thema. Frustriert schalte ich durch die Programme: Werbung, Mord und Totschlag, Volksmusik, Werbung, ein Krimi, nichts, was mir gefallen könnte. Der rote Knopf auf der Fernbedienung ist zum Ausschalten, oder? Ich drücke darauf und es wird still, zu still! Was nun? Böse starre ich das Telefon an. Hier kann man mich nur über eine 01805-Nummer erreichen, die dem Anrufer mit 12 Cent pro Minute zu Buche schlägt. Das Raustelefonieren ist für mich noch teurer. Meine Familie hat schon so oft angerufen, dass wir uns auf einen satte Rechnung einstellen müssen. Deshalb ist heute Funkstille zwischen Holler und Bad Sooden. Leider kommt auch niemand sonst auf die Idee, mich anzurufen. Vielleicht sitzen unten ein paar Grüppchen im Foyer und spielen Karten. Hier kann man sich immer dazugesellen, aber will ich das? Nein, heute nicht. Es sind viele nette Menschen hier, aber sie alle sind mir fremd. Mit einigen habe ich schon wirklich gute Gespräche geführt, aber jetzt habe ich einfach keine Lust auf fremde Menschen. Ein Blick nach draußen lässt mich die Idee „Abendspaziergang" gleich wieder vergessen, es regnet in Strömen. Zu Hause hätte ich jetzt Gesellschaft. Vielleicht würden wir alle gemeinsam einen Film gucken. Vielleicht säßen wir aber auch noch gemütlich beim Essen, oder die Kinder würden sich mal wieder streiten, wer mehr Teller in die Spülmaschine einräumen musste. Was sie wohl gerade machen? Mir ist ein wenig frostig und schon stelle ich mir vor, wie ich jetzt zu Hause in ein warmes Bad steige. Leise Musik mache ich mir dazu an, ein paar Kerzen und es duftet wunderbar nach Rosmarin. „Komm zu dir!", sage ich zu mir. „Du hast hier weder Badewanne, noch Musik, noch Kerzen, noch streitende oder friedliche Kinder und auch keinen Volker, der dir von seinem Rotwein abgeben würde." Ich muss schlucken. Fühlt sich so Heimweh an? Zur Ablenkung schalte ich den Fernseher wieder ein und bleibe bei einem „Herz-Schmerz-Film" hängen, von zwei Schwestern, die sich beide in den gleichen Mann verlieben. Zu Hause würde ich so etwas nicht gucken, aber hier lenkt es mich ab. Dass man in einem Haus mit so vielen Menschen so allein sein kann! Morgen ist Bergfest für mich, dann ist die Hälfte meines Aufenthaltes schon vorbei. Heute bin ich froh, dass keine Verlängerung möglich war. Erleichtert merke ich, dass eine leichte Müdigkeit von mir Besitz ergreift. Da gehe ich jetzt einfach ins Bett und hoffe, dass morgen die Sonne wieder scheint und zwar draußen und drinnen. Gute Nacht!

Samstag, 02. Juli 2005

Die Sonne scheint. Nein, nicht draußen, da hängt zäher Nebel, aber hier drinnen, da scheint sie. Ich habe gut geschlafen, fühle mich ausgeruht und wohlig warm. Ein Stündchen bleibt mir noch bis zum Aufstehen, also kuschele ich mich gemütlich ein und überlasse mich einem leichten Halbschlaf. Nach einem guten Frühstück an meinem netten Tisch, erinnere ich mich wieder an meine Weltuntergangsstimmung von gestern Abend. Was war da nur mit mir los? Einen Moment lang bin ich versucht, die während der Heimweh-Phase entstandenen Seiten zu vernichten, aber Stopp: dieser Durchhänger gehört ebenso dazu, wie die Beschwerden während der Chemo. Eine ähnliche Situation gab es auch während meines Krankenhausaufenthaltes im Februar. Nun herrscht natürlich im Krankenhaus eine ganz andere Atmosphäre als hier. Da kann so eine Krise schneller entstehen, aber auch hier bin ich davon nicht verschont geblieben. Heute fühle ich mich wieder ganz prima und freue mich auf meinen Ausflug nach Northeim, wo ich Anja besuchen werde. Gegen 12.00 Uhr komme ich bei ihr an und werde herzlich begrüßt. Bei dem herrlichen Wetter, der Nebel hat sich gelichtet, setzen wir uns gleich in den Garten und fangen an zu erzählen. Zum Mittag verwöhnt sie mich mit einem knackigen Salat und frischem Baguette. Annie, ihr Hund, wartet auf einen Spaziergang. Wir können auch Bewegung gebrauchen und drehen eine große Runde mit ihr. Landschaftlich ist es hier ähnlich wie bei uns, ebenso hügelig, aber etwas weniger Wald. Am Waldrand gehen wir hin und durch die Felder zurück. So verdienen wir uns unseren Kuchen. Bis zum Abschied nutzen wir die Zeit, um alle Neuigkeiten auszutauschen. Im nächsten Jahr, wenn ich hoffentlich wieder eine Reha in Bad Sooden verbringe, werde ich sie wieder besuchen.

In meinem Postfach in der Klinik wartet ein Brief auf mich. Er ist von Uschi. Ihr hatte ich vor ein paar Tagen eine Karte geschrieben und sie hat prompt geantwortet. Sie schreibt so lieb und ich freue mich unheimlich darüber. Hoffentlich hat sie Zeit und Lust, im September zu meiner Wieder-gesund-Party zu kommen. Ich mag sie wirklich sehr.

Sonntag, 03. Juli 2005

Heute kommt mich meine Familie besuchen. Mehrmals habe ich sie gefragt, ob sie sich diesen Aufwand überhaupt zumuten wollen, drei Stunden Hinfahrt und drei Stunden Rückfahrt an einem Tag. Aber das scheint sie nicht abzuschrecken. Sie wollen unbedingt kommen und ich freue mich auf sie. Es geht mir sehr gut hier und ich fühle mich wohl, aber meine Familie fehlt mir. Außerdem ist es mir wichtig, ihnen hier alles zeigen zu können. Man kann später besser darüber erzählen, wenn man weiß, dass der andere das gleiche Bild vor Augen hat. Damals in der Mutter-Kind-Kur war das ebenso. Es gefiel uns so gut und wir waren froh, Volker alles zeigen zu können. Leider ist das Wetter heute nicht so überzeugend, kühl und bedeckt, aber so lange es nicht regnet, sind wir zufrieden. Vielleicht besichtigen wir die Burg Hanstein, oder spielen Mini-Golf. Am Nachmittag werden wir den Kindern ein dickes Eis spendieren und uns selbst auch. Kurz vor elf klingelt mein Telefon ein Mal, unser verabredetes Zeichen. Schnell mache ich mich auf den Weg nach unten. Auf dem Parkplatz laufen sie mir in die Arme. Ich weiß gar nicht, wen ich zuerst knuddeln soll. Die Kinder erdrücken mich fast. Nach der freudigen Begrüßung zeige ich ihnen erst das ganze Haus, Schwimmbad, Turnhalle, Kreativraum, Speisesaal…, bevor wir in mein Zimmer gehen. Bis zum Mittagessen ist noch genug Zeit, um zum Aussichtspunkt „Klepsch Baude" zu gehen. Von dort schauen wir über das Werra-Tal. Der Wanderführer am Mittwoch hat uns von hier den ehemaligen Grenzverlauf zur DDR gezeigt. Dieses neu erworbene Wissen kann ich jetzt gleich weitergeben. Während ich im Speisesaal mein Mittagessen serviert bekomme, verputzen die anderen drei Familienmitglieder ihren mitgebrachten Proviant in meinem Zimmer. Danach dürfen die Kinder von meinem Bett aus fernsehen, während Volker und ich ganz in Ruhe in der Cafeteria einen Kaffee bzw. Kakao trinken und uns prima unterhalten. Wir haben uns eine Menge zu erzählen und könnten dort noch länger sitzen, aber schließlich wollen wir noch etwas unternehmen. Ich schlage den Weg von der Teufelskanzel zur Burg Hanstein vor, den ich letzten Sonntag mit meiner Nachbarin ausgekundschaftet habe. Heute besichtigen wir auch die Burg, eine Ruine, deren Westturm man erklimmen kann. Einen ganz herrlichen Rundumblick hat man von hier oben. Der Weg hat sich gelohnt. Inzwischen ist es ziemlich warm und wir kommen ganz schön ins Schwitzen. Ein Eis haben wir uns verdient. Jeder bekommt zwei riesige Kugeln. Damit setzen wir uns auf eine sonnenbeschienene Bank vor dem Gradierwerk in Bad Sooden. Viel zu schnell ist es Zeit aufzubrechen. Im Auto fällt Frederik noch ein: „Mama, du hast Post aus New York." Ganz ehrfürchtig sagt er das. Sie haben mir meine Post mitgebracht und tatsächlich, da ist eine Karte mit der Skyline von Manhatten dabei. Von wem mag die wohl sein? Schnell schaue ich nach. Das gibt es doch nicht. Sie ist von Frau Wetter, der netten Krankenschwester aus der onkologischen Tagesklinik, die Mitte Januar mit ihrem Mann für ein Jahr nach Amerika gegangen ist. Sie bedankt sich herzlich für das Buch und den Brief, womit ich mich damals von ihr verabschiedet hatte und sie erzählt kurz von ihrem Alltag dort drüben. Was freue ich mich über diese Karte. Sämtliche andere Post gebe ich Volker wieder mit nach Hause, aber die New York Karte behalte ich hier. Im Laufe des Abends lese ich sie mir noch etliche Male durch. Um kurz nach Sechs gehe ich zum Abendessen, aber nicht, ohne vorher den drei liebsten Menschen in meinem Leben noch heftig nachgewunken zu haben. Da fahren sie wieder nach Hause. Noch neun Tage, dann werde ich ihnen folgen. Es war ein wunderschöner Tag.

Wir haben ihn alle genossen.

Karte an Frau Wetter mit dem Spruch: „Der große Reichtum unseres Lebens sind die kleinen Sonnenstrahlen, die täglich auf unseren Weg fallen."

Liebe Frau Wetter (oder darf ich Beate sagen?),
heute besuchte mich meine Familie in der Reha-Klinik und brachte mir Ihre (Deine?) Karte mit. Sie war eindeutig ein Sonnenstrahl auf meinem Weg durch den heutigen Tag. Mindestens zehn Mal habe ich sie schon gelesen und nun dient sie mir als Lesezeichen in meinem Tagebuch.
Herzlichst, Kerstin Illenseer
Da ich mehr zu sagen habe, als auf diese kleine Karte passt, muss ich noch ein Blatt Papier zur Hilfe nehmen. Wie schon gesagt, bin ich zurzeit in der Anschlussheilbehandlung und genieße sie in vollen Zügen. Den Rest der Chemo habe ich gut überstanden, ebenso OP und Bestrahlung. Die Pathologen haben keine einzige lebende Krebszelle mehr finden können und es waren auch keine Lymphknoten befallen. Deine Nachfolgerin in der Onko-Klinik war sehr freundlich und bemüht, aber ich konnte mich mit ihr nicht so gut über das Socken stricken und über Bücher unterhalten. Man hat eben nicht zu jedem den gleichen Draht. Bei jedem meiner Besuche dort, habe ich nach Dir gefragt und bekam die Auskunft, es gehe Dir gut. Damit war ich zufrieden. Mit einer persönlichen Nachricht von Dir habe ich im Traum nicht gerechnet, schließlich war ich ja nur eine von vielen Patienten. Umso größer war meine Freude darüber. Dass Du die Karte mit „Bis bald" unterschrieben hast, ermutigt mich, diesen Brief zu schreiben. Leider habe ich keine Adresse von Dir und in der Onko-Praxis möchte ich niemanden in Verlegenheit bringen, wenn ich darum bitte. Sicher geben sie Deine Adresse dort nicht an Jeden weiter. Also sende ich diesen Brief fertig frankiert an Deine ehemaligen Arbeitskollegen, mit

der Bitte, ihn zu adressieren und abzuschicken.
Nochmals herzliche Grüße und noch eine schöne Zeit,
Kerstin Illenseer

Es ist schon spät, kurz vor Mitternacht, und ich sitze immer noch am Schreibtisch und finde kein Ende. Vorgestern, an meinem Heimweh-Abend, hatte ich mir Gedanken darüber gemacht, mir vielleicht ein paar Kerzen zu kaufen, um es gemütlicher zu haben. Gestern habe ich nicht mehr daran gedacht, weil es mir ja wieder gut ging. Was brachte mir meine Familie heute mit? Ein kleines Kerzenglas, wo genau ein Teelicht hineinpasst und noch einen ganzen Beutel Ersatzteelichter. Dieses Lichtchen steht hier vor mir auf dem Tisch und flackert munter vor sich hin. Wie konnten Sie das wissen? Bei meinem Bummel durch Eschwege am Freitag, habe ich eine neue Postkarte gefunden mit dem Spruch: „Je intensiver man lebt, desto deutlicher sieht man, dass die kleinen Dinge die wahrhaft größten sind." Mahatma Gandhi soll das gesagt haben. Das Bild zeigt eine kleine, sternförmige Laterne mit einer brennenden Kerze drin. Gestern bekam ich Post von Uschi, heute Besuch von meiner Familie, eine Karte aus Amerika und ein kleines Licht, alles Kleinigkeiten? Für mich nicht!

Montag, 04. Juli 2005

Vor ein paar Tagen habe ich unten in der Halle Regine kennen gelernt. Sie kommt aus Berlin und arbeitet dort in einer Physiopraxis. Fast eine Stunde haben wir uns intensiv unterhalten, überwiegend über unsere Krankheit und die positiven Auswirkungen, die diese auf unser Leben hatte. Heute begegnen wir uns auf der Treppe und setzen dort, mitten im Patienten-Frühstücksverkehr, unser Gespräch von neulich fort. Solche Begegnungen sind es, die mir sehr viel bedeuten. Alle Menschen hier sind mir

fremd, aber alle haben eine Krebserkrankung hinter sich. Meine Freunde zu Hause zeigen auch echtes Interessen an meinen Gedanken, Erfahrungen und Befindlichkeiten in Bezug auf meine Krankheit, was ich sehr zu schätzen weiß. Die Mitpatienten aber, haben alle ihre eigenen Erfahrungen mit dem Krebs gemacht. Manche davon decken sich mit den meinigen, andere sind völlig gegensätzlich. Die Gespräche über die Krankheit sind hier ein echter Austausch und haben somit eine ganz andere Qualität als Gespräche mit Nichtbetroffenen. Der Begriff „Qualität" ist dabei nicht als Wertung gemeint. Beide Arten von Gesprächen sind für mich gleich wichtig, sie finden nur auf unterschiedlichen Ebenen statt.
Heute ist Chefarztvisite. Professor Hauser blättert in meiner Akte, stellt ein paar Fragen, lobt meine Blutwerte und findet, dass ich die ganze Krankheit bemerkenswert gut überstanden habe. Aber auch er legt mir nahe, mich zu Hause noch weiter zu erholen. Jetzt schon arbeiten zu gehen, hält er für verfrüht.

Dienstag, 05. Juli 2005

Abschiedsstimmung überall. Unten in der Halle stehen wieder viele Koffer aufgereiht. Nach dem Frühstück liegen sich manche in den Armen, Hände werden geschüttelt und viele gute Wünsche ausgesprochen. Auch an unserem Tisch wird ein Platz frei. Nächste Woche ist es an mir, mich von allen und allem zu verabschieden. Aber dazwischen liegen noch sieben Tage, die ich zu genießen vorhabe. Schnell verdrücke ich mich auf mein Zimmer, um den Abschiedsszenen ringsum zu entfliehen.

Für heute Nachmittag hat Elke von meinem Tisch signalisiert, dass sie gern mit mir wandern gehen würde. Leider hatte sie ihren Terminplan nicht im Kopf und die Musiktherapie vergessen. Also wird nichts aus der

Wanderung. Dafür steht plötzlich Lars aus Flensburg an unserem Tisch und fragt, ob ich Lust zum Wandern hätte. Er war letzten Mittwoch bei der geführten Wanderung dabei und gestern haben wir uns lange über die Wandermöglichkeiten hier in der Umgebung unterhalten. Um 14.00 Uhr starten wir. Das Auto parken wir am Grenzmuseum in Sickenberg. Von dort wollen wir zu einer Felswand (Dietzenroder Stein), um die Aussicht von oben zu genießen. Mit Wanderkarte, Kompass, Schrittzähler und Getränken sind wir gut ausgerüstet. Die ausgesuchten Wege sind auf der Karte dick rot als Wanderwege eingezeichnet und scheinen alle markiert zu sein, aber auch nur auf der Karte. Die Wirklichkeit sieht ganz anders aus! Nachdem wir einen Abzweig nicht finden können, nehmen wir den nächsten Weg nach rechts. Er endet im Nichts und wir klettern einfach geradeaus querwaldein einen Steilhang hoch. Weicher Untergrund, umgestürzte Bäume und von welkem Laub verdeckte Wurzeln machen uns die Kletterei nicht gerade leicht, aber tapfer halten wir durch und treffen oben auf einen Weg. Leider führt er nur in die Richtung, die uns falsch erscheint. Zur anderen Seite hin verliert er sich im Wald. Wir folgen ihm trotzdem, in der Hoffnung, einen größeren Weg zu finden. Wege finden wir. Alle sehen sie aus, als ob Waldarbeiter sie mit ihren schweren Maschinen gerade erst neu geschaffen hätten. Vergeblich suchen wir nach Wegweisern oder Markierungen an Bäumen, alles Fehlanzeige. Von hier oben können wir allerdings drei kleine Dörfer und eine Straße ausmachen und mit Hilfe von Kompass und Karte erahnen, wo wir in etwa stehen. Unser Orientierungssinn lässt uns nicht im Stich und kurz darauf finden wir uns am Aussichtspunkt Dietzenroder Stein wieder. Wir befinden uns oberhalb einer Felswand. Die Aussicht ist großartig und eine Belohnung für die Mühen, hier herzufinden. Es steht sogar eine Bank hier und ausgerechnet jetzt entsteht ein Loch in der Wolkendecke, gibt ein Stück blauen Himmel frei und lässt die Sonne genau auf dieses Fleckchen Erde scheinen. Lars holt aus den Tiefen seines Rucksacks ein Fernglas hervor und gibt es mir. Man kann unsere Klinik gut erkennen und verschiedene andere Gebäude von Bad Sooden-Allendorf. Die Wolkenlücke schließt sich wieder und die Sonne verlässt uns, Zeit zum Aufbruch. Nach ein paar Metern finden wir doch tatsächlich einen Wegweiser! „Nase" steht darauf. Laut Karte ist das ein weiterer Aussichtspunkt, nicht weit von hier. „Nehmen wir den doch auch noch mit", beschließen wir, „so schnell kommen wir nicht wieder her." Es lohnt sich. Von einer vorspringenden Felsnase schauen wir weit in ein anderes Tal. Unter uns liegt ein kleines Dörfchen, welches den Eindruck erweckt, völlig unbewohnt zu sein, keine Menschen, keine Autos, keine Geräusche, nicht einmal die Kühe auf der Weide bewegen sich. Den Abstieg stellen wir uns einfach vor. Ein dicker roter Wanderweg führt laut Karte direkt bis zum Auto. Ich brauche wohl nicht zu erwähnen, dass dem nicht so ist. Wie vorhin auch schon, bleibt uns nichts anderes übrig, als möglichst die richtige Richtung beizubehalten und ansonsten kleinen Trampelpfaden zu folgen, die sich irgendwo zwischen den Bäumen verlieren. Zu guter Letzt arbeiten wir uns durch mannshohe Brennnesseln und fühlen uns wie im Dschungel, aber wir landen auf der Straße, die uns wieder zum Auto führt.

Beim Abendessen fragt Elke interessiert: „Wie war denn eure Wanderung?" Nun, ich habe allerhand zu erzählen und meine drei Tischnachbarinnen viel zu lachen. Von den Anstrengungen des Tages rechtschaffen erschöpft verkünde ich, dass ich den Abend ganz ruhig auf meinem Zimmer verbringen werde. Aber ich habe die Rechnung ohne Lars und Regine gemacht. Sie finden, ich müsste noch einen Abendspaziergang auf dem „Hohen Meißner" mitmachen, nichts anstrengendes, nur ein wenig herrliche Aussicht genießen. Sie brauchen nicht lange, um mich zu überreden. Elke und Sabine fangen ebenfalls Feuer und kommen mit. Zu fünft quetschen wir uns in Regines Kleinwagen, um bis zum Parkplatz am Frau-Holle-Teich zu fahren. Von dort steigen wir hoch bis auf 720 Meter. Der Kalbe-See liegt unter uns und blauer Himmel und weiße Wolken spiegeln sich darin. Die Sicht ist so gut, dass wir bis nach Göttingen und zum Brocken im Harz schauen können. Auch die Burg Hanstein, die ich am Sonntag mit meiner Familie besichtigt habe, ist von hier aus gut zu sehen. Eine fast greifbare Stille umgibt uns, aber eine frische Brise lässt uns etwas frösteln. Außerdem lädt eine große, graue Wolke einige dicke Regentropfen auf uns ab, vor denen wir unter kleinen, vom Wind zerzausten Eichen Schutz suchen. Aber schon nach kurzer Zeit, locken uns freundliche Sonnenstrahlen wieder hervor. Die Natur ist einzigartig hier, dick bemooste Felsbrocken, umgestürzte, halb vermoderte Bäume und viele verschiedene Blumen. Zwei Orchideenarten und kleine, leuchtend rote Walderdbeeren finden wir ebenfalls in diesem Urwald. Unser Rückweg führt über den Eulensteig. Auf großen Tafeln werden die hier vorkommenden Eulenarten beschrieben. Eine kleine, hölzerne Brücke führt über ein wildromantisches Bächlein. Fast völlig zugewachsen mit saftig grünem Farn, plätschert es munter über dunkelgrün bemooste Steine, um unten mit seinem kühlen Wasser den Frau-Holle-Teich zu speisen. „Hier in dieser Gegend haben die Gebrüder Grimm das Märchen von Frau Holle gehört und aufgeschrieben", weiß Lars zu berichten. Eine große, aus einem Baumstamm geschnitzte Frau Holle mit einem dicken Kissen in der Hand, steht auf der gegenüberliegenden Seite das Teiches und schaut zu uns herüber, wie im Märchen.

Mittwoch, 06. Juli 2005

Die Dachterrasse ist der beste Ort zum Schreiben. Fast allein sitze ich hier in einer windgeschützten Ecke. Wenn ich aufblicke, sehe ich den Dietzenroder Stein, den wir uns gestern so hart erarbeitet haben. Es ist wunderbar, hier zu sitzen und all die schönen Erlebnisse zu Papier zu bringen.

Die geführte Wanderung heute Nachmittag gleicht eher einem Rentnergang und fordert mich in keinster Weise, schade. Dafür nutze ich die Gelegenheit, den Wanderführer nach dem Weg hoch zum Aussichtspunkt „Dietzenroder Stein" zu fragen. „Welcher Weg?", fragt er erstaunt zurück. „Na der, der auf der Wanderkarte eingezeichnet ist", sage ich. Darauf erwidert er: „Da hinauf gab es noch nie einen Weg, aber Kompliment, wenn Sie trotzdem hingefunden haben." Es lag also wirklich nicht an uns. Wo es keinen Weg gibt, können wir auch keinen finden. Nur, warum ist auf der Wanderkarte einer eingezeichnet?

Donnerstag, 07. Juli 2005

Dauerregen lässt mich heute gar nicht richtig wach werden. Nach dem Frühstück entspanne ich bei einer sehr guten Massage, bevor ich ein paar kleine Einkäufe tätige. Ansonsten widme ich mich einem schönen Buch und schlafe viel. Die Krönung dieses „Entschleunigungstages" ist die Klangmeditation. Danach fühle ich mich erholt und ausgeruht. Während ich beim Abendessen sitze, lichtet sich das Grau des Himmels und zaghaft tasten sich ein paar Sonnenstrahlen hervor. Die Gelegenheit zu einem Abendspaziergang ist günstig. Regine und Lars sind der gleichen Meinung und so ziehen wir gemeinsam los. Später am Abend treffen wir uns wieder in lockerer Runde, spielen „Uno" und leeren ein Fläschchen Wein, oder auch zwei. Später schauen wir auf der Dachterrasse noch durch Jens' Fernrohr auf den Mond.

Freitag, 08. Juli 2005

Das Abschlussgespräch beim Stationsarzt ist gelaufen und ich fühle mich wie ins Leben zurück entlassen. Jetzt ist es amtlich: ich bin wieder gesund, keine Patientin mehr. Mein ganz normales Leben darf ich jetzt schrittweise wieder aufnehmen. Ich muss sagen: ich freue mich darauf. Noch bin ich nicht sehr leistungsfähig, aber mit der Zeit werde ich meine Kräfte zurückgewinnen. Es verlangt ja auch noch niemand Höchstleistungen von mir. „Haben Sie Geduld mit sich", bekomme ich als Rat mit auf den Weg. Mit Heute habe ich noch vier Tage Erholung pur vor mir, bevor ich zu meiner Familie zurückkehre. Volker hat viel geleistet im vergangenen Jahr und mich nach Kräften unterstützt. Ihn möchte ich nun ein wenig verwöhnen. Die Kinder sind manches Mal zu kurz gekommen. Jetzt werde ich viel Zeit mit ihnen verbringen. Ein gutes, warmes Gefühl voller Vorfreude ergreift von mir Besitz. Ich bin auf dem richtigen Weg.

Eigentlich habe ich mich für die beiden Tanztherapie-Kurse heute Nachmittag eingetragen, eigentlich. Wären da nicht Lars und Regine, die mit einer tollen Wanderung locken. Sie wollen in den Reinhardswald, einen Urwald im wahrsten Sinne des Wortes, denn schon seit weit über hundert Jahren wird er völlig sich selbst überlassen. „Ihr stellt mich vor eine schwere Entscheidung", schimpfe ich mit Regine. „Beides würde ich gern machen." „Streich dich aus der Liste fürs Tanzen. Ich gehe auch nicht zum Yoga", ist ihr Kommentar. Kann ich da noch nein sagen? Kurz darauf ziehe ich mit den beiden los und werde es nicht bereuen. Nach etwa einer Stunde Fahrt erreichen wir den Wanderparkplatz „Urwald". Eine bleigraue Wolkenwand ist herangezogen und lässt einen Regenschauer befürchten. Kaum stehen wir unter dem dichten Blätterdach einer weit ausladenden Buche, geht es auch schon los. Der Regen rauscht in der grünen Kuppel über uns, aber noch dringt kein Tropfen zu uns durch. Mehrere solch riesiger Buchen stehen hier am „Eingang" zum Urwald. Wir fühlen uns wie in einer großen Halle, oder besser noch, in einer Kathedrale. Kurz lesen wir die Informationen über den Wald auf einer Tafel durch, bevor wir uns auf einer anderen die möglichen Rundwege ansehen. Drei stehen zur Auswahl: 1,8 km, 2,5 km und 4 km. Enttäuscht schauen wir uns an. Das ist ja lächerlich. Na ja, wir gehen erst einmal los, Möglichkeiten zu verlängern gibt es sicher später noch. Wir verabschieden uns von der Buchen-Kathedrale und marschieren los. Weit kommen wir nicht, denn rechts des Weges stehen die immer noch imposanten Reste eines ehemals majestätischen Baumes. Dicke Äste sind von ihm abgebrochen und haben den geborstenen Stamm wie ein Gerippe stehen lassen. Sämtliche Rinde ist schon von ihm abgefallen und die einst gewaltigen Äste liegen dick von Moos überzogen am Boden und zerfallen in immer kleinere Fragmente. „Foto!", ruft Lars und ich eile ihm zu Hilfe. Seit wir die Kathedrale verlassen haben, trommelt gleichmäßiger Regen auf uns hernieder und ich halte seinen Schirm über ihn und seine Kamera. Sorgfältig packt er die Kamera danach regenfest ein, nur um sie nach wenigen Metern Weg wieder hervorzuholen. Der nächste abgestorbene Baumriese bietet uns ein bizarres Bild. Genau können wir die Schneise erkennen, die er beim Umstürzen in den Wald geschlagen hat. Von manchen Nachbarbäumen hat er dabei nur Äste abgeschlagen, andere gänzlich mit sich umgerissen, ein wahres Trümmerfeld. Lange kann dieses Ereignis noch nicht zurückliegen, denn die Bruchstellen sind ganz frisch und die Rinde glatt und vollständig. Weder Moos noch Baumpilze hatten bisher Gelegenheit, sich auszubreiten. Wir versuchen uns auszumalen, von welchen Geräuschen der Umsturz dieses Veteranen begleitet wurde, das Rauschen eines heftigen Sturmes in der gewaltigen Krone und das Krachen und Splittern beim Bersten des Holzes. Wie alt mag dieser Baum gewesen sein? Was ist um ihn herum alles passiert? Wie vielen Stürmen hat er Stand gehalten? Welch unvorstellbare Anzahl von Blättern hat er in seinem Leben hervorgebracht und wieder abgeworfen? Wie viele neue Bäume sind aus seinen Samen entstanden? Hat er heiße, dürre Sommer erlebt, in denen das Wasser knapp war? Sind viele seiner Äste in harten Wintern unter einer dicken Schneelast abgebrochen? Hat er Narben davon zurückbehalten? Wie viele andere Bäume sind um ihn herum gestorben, oder auch neu gewachsen? So viele Fragen angesichts eines toten Baumes. Und nicht zuletzt die Frage: Wie viele Generationen von Menschen hat er überlebt? Immer stand er ruhig, still und unauffällig auf seinem Platz mitten in diesem Wald, fest verwurzelt in der Erde. Wie hektisch, überzogen und aufgebauscht wirkt dagegen manches Menschenleben. Wir nehmen uns oft so überaus wichtig, aber wir sind so klein und unbedeutend neben ihm. Auch jetzt noch, da er tot ist, ist er noch von Nutzen. Vielen kleinen Lebewesen bietet er gerade jetzt einen Lebensraum, Pflanzen und Tieren. Es werden noch viele, viele Jahre vergehen, bis nichts mehr von ihm zu sehen ist. Sehr nachdenklich gehe ich weiter, den anderen beiden scheint es ebenso zu gehen. Wir sehen noch sehr viele ehrfurchtgebietende, riesige, alte Bäume mit Stämmen so dick, dass man bestimmt zehn Menschen bräuchte, um sie zu umfassen. Manche sind weit ausladend und beschatten eine große Fläche. Sie sehen stark und gesund aus, sind voll belaubt und ohne sichtbare Schäden. Andere hingegen sind stark beschädigt, teilweise zerbrochen. Manche Äste sind völlig abgestorben, aus anderen sprießt noch etwas Leben in Form von grünem Laub. Oftmals steht auch nur noch ein hohler Stamm zwischen neuen, jungen Bäumen. Die Rinde ist schon komplett abgefallen und das Innere gänzlich verschwunden. Man sieht auch ringsum keine Äste mehr am Boden liegen. Längst schon sind sie zu Humus geworden. Nur die harte Schicht zwischen Rinde und Mark des Baumes wehrt sich noch gegen den Verfall. Lars stellt sich in solch einen hohlen Stamm und breitet die Arme aus, aber es gelingt ihm nur mit Mühe, beide Seiten gleichzeitig zu berühren. Zwischenzeitlich hat der Regen aufgehört und Sonnenstrahlen malen helle Flecken auf den Waldboden. Hier unter den Bäumen regnet es aber immer noch, wenn der leichte Wind sachte an den nassen Blättern schüttelt. Weite Flächen sind mit herrlichem Farn bewachsen, einer Sorte, die so hoch geworden ist, wie wir groß sind. Geht man einmal in die Hocke und schaut unten in diese Farnfelder hinein, so wähnt man sich in einem anderen Wald, in Miniaturformat. Bisher haben wir nur Buchen- und Eichenriesen bewundert, aber gegen Ende des Weges stoßen wir auch auf einige alte Tannen. Sie sind riesig. Ihre Höhe kann ich nicht schätzen. Wir stellen uns darunter und fühlen uns wie in einem Zelt, denn die unteren Äste hängen bis auf den Boden herab. Auch sie sind sehr beeindruckend, faszinieren mich aber längst nicht so, wie die alten Laubbäume. Langsam nähern wir uns dem Ende des Rundweges. Für die 2,5 Kilometer haben wir volle zwei Stunden gebraucht! Zu guter Letzt begegnen wir noch dem Baum, der bei mir den größten Eindruck hinterlässt. Sein dicker Stamm ist vollkommen hohl und hat auf einer Seite keine Rinde mehr. Schutzlos ist diese Seite dem Verfall preisgegeben. Aus der wohl einst weiten Krone sind alle großen Äste herausgebrochen und ihre Stümpfe ragen anklagend gen Himmel. Aber noch immer hat er Kraft genug, aus den wie abgestorben wirkenden Resten seiner Äste kleine, dünne Zweige mit grünen Blättern zu treiben. Er hat viele Verletzungen erlitten und ist schwer krank, aber er lebt. Eine unwahrscheinliche Energie und Lebenskraft geht von ihm aus. Zu sehen, was dieser alte, kranke Baum zu leisten in der Lage ist, ist für mich unglaublich ermutigend. Der Gang durch diesen Wald war für mich ein Erlebnis ganz besonderer Art und wird mir unvergesslich bleiben.

Samstag, 09. Juli 2005

Regine, Lars und ich sind inzwischen zu einem erstklassigen Wanderteam zusammengewachsen. Direkt nach dem Mittagessen starten wir wieder durch. Es wird eine gewaltige Tour von 22 Kilometer Länge, bei der wir schätzungsweise 500 Höhenmeter überwinden. Wir schlagen ein recht flottes Tempo an, aber für die Anstrengung werden wir reichlich belohnt. Immer wieder bieten sich uns fantastische Ausblicke über das Werra-Tal. Fast immer gehen wir durch Wald, aber dieser verändert ständig sein Gesicht, sodass es uns nie langweilig wird. Das Abendessen in der Klinik lassen wir heute ausfallen. Regine kennt noch vom letzten Jahr ein sehr gutes italienisches Restaurant. Dort belohnen wir uns mit einem ganz köstlichen Essen für die gelaufenen Kilometer.

Montag, 11. Juli 2005

Heute ist Kofferpacktag. Vorher gehen wir noch ein wenig spazieren und leisten uns einen Eiskaffee. Außerdem besorgen wir noch Rotwein und Knabbereien für unsere Abschiedsfeier auf der Dachterrasse. Die wird dann auch sehr gemütlich, bei Kerzen- und später auch Mondenschein. Lars baut wieder sein Fernrohr auf und wir sind alle begeistert, wie gut diverse Krater auf dem Mond dadurch zu erkennen sind. So klingt der letzte Tag der Reha friedlich aus.

Dienstag, 12. Juli 2005

Wieder einmal stehen unten in der Halle viele Koffer aufgereiht. Meine trage ich direkt ins Auto. Diesmal bin ich auch bei denen, die Abschied nehmen müssen und kann mich nicht verdrücken. Am schwersten fällt mir der Abschied von Regine und Lars, aber auch von den Frauen an meinem Tisch. Natürlich haben wir alle unsere Adressen ausgetauscht. „Schade, dass wir so weit auseinander wohnen und uns nicht mal spontan zum Kaffee treffen können", bedauert Regine. Wir beide werden aber im nächsten Jahr gleichzeitig unsere Anträge auf Reha stellen und versuchen, gemeinsam hier in die Klinik zu kommen. Hoffentlich gelingt uns das. Für Lars war es leider die letzte Reha. Er wird im nächsten Jahr keine mehr bekommen. Was werden wir nur ohne ihn machen?

Lars steigt in den Kleinbus der Klinik und lässt sich zum Bahnhof fahren. Mit Taschentüchern winken wir ihm hinterher. Dann bleibt auch Regine und mir nichts anderes übrig, als uns in unsere Autos zu setzen und loszufahren. Bis zur Bundesstraße haben wir noch den gleichen Weg, dann fahren wir in entgegengesetzte Richtungen davon, sie nach Berlin und ich in den Westerwald.

Nach wenigen Kilometern richte ich meine Gedanken nach vorn. In knapp drei Stunden werde ich wieder zu Hause sein. Ob es schwierig wird, in den normalen Alltag zurückzufinden? Wahrscheinlich geht das schneller, als es mir lieb ist. Die Kinder freuen sich, mich zu sehen. Beide hole ich vom Schulbus ab. Volker kommt erst spät abends von der Arbeit heim, aber er hat morgen frei. Das werden wir genießen. Bei einer Runde durch die Straße melde ich mich bei den nettesten Nachbarn zurück und werde mit viel Hallo begrüßt. Auf meinem Terrassentisch finde ich eine frische Ananas und komme nicht dahinter, wer mir damit eine Freude machen wollte. Das Rätsel löst sich erst am Abend, es war Jutta. Schön ist es, nach Hause zu kommen!

Sonntag, 24. Juli 2005

Fast zwei Wochen bin ich jetzt schon wieder zu Hause und die Zeit rast mit mir, wie ein durchgehendes Pferd. Der Alltag hat mich wieder voll im Griff, aber dadurch, dass jetzt Schulferien sind und Volker Urlaub hat, ticken die Uhren etwas langsamer. Die erste Nachsorgeuntersuchung bei meiner Frauenärztin ist abgehakt und der abschließende Kontrolltermin beim Strahlentherapeuten zur beiderseitigen Zufriedenheit verlaufen. Jetzt kann die Wiedergesund-Party steigen.

Der Termin steht ja fest und vielen Leuten habe ich ihn auch schon mündlich mitgeteilt, aber trotzdem verteile ich noch Einladungen. Orange-gelb gestreiften Lampenflies laminiere ich ein und bastele daraus kleine Tischlaternen, in denen ein Teelicht leuchtet. Der Spruch ‚Freunde sind wie Laternen an einem langen, dunklen Weg. Sie machen ihn nicht kürzer, aber ein wenig heller', gefällt mir so gut, dass ich ihn für meine Einladung verwenden möchte. Ich drucke ihn auf Visitenkarten, zusammen mit folgendem Text: Liebe(r) ..., an meinem Weg durch das vergangenen Jahr standen sehr viele Laternen, große und kleine, helle und schummrige. Auch du warst eine davon. Jeder noch so kleine Lichtstrahl hat mir geholfen, wieder gesund zu werden. Alle, die für mich geleuchtet haben, lade ich deshalb ein, dies mit mir zu feiern. 10. September 2005, 19.30 Uhr, Pfarrheim. Die Karten laminiere ich ebenfalls ein und binde sie mit gelbem Bast an die Tischlaterne. Das sieht wirklich gut aus und ich habe meinen Spaß daran. Allerdings passen diese Einladungen in keinen Briefkasten und ich muss sie persönlich abgeben. Es sind zwar noch sieben Wochen, aber ich fange an, mich darauf zu freuen und Pläne dafür zu schmieden. Wie dekoriere ich das Pfarrheim? Wer bringt was mit an Salaten, Nachtisch oder Brot? Wo bringe ich die ganzen Übernachtungsgäste unter, zehn an der Zahl? Vorfreude ist bekanntlich die größte Freude und ich werde sie auskosten.

Noch etwas Erfreuliches gibt es zu berichten. Von der Reha hatte ich Manuela aus Düsseldorf eine Karte geschrieben und vor drei Tagen lag ein Antwortbrief von ihr im Briefkasten. Im Zeitalter der E-Mails, SMS und Telefonate ist so ein handgeschriebener Brief etwas ganz besonderes für mich. Leider hat sie die Chemos nicht so gut überstanden wie ich und die ganze Bandbreite der Nebenwirkungen durchgemacht. Aber es sind nur noch zwei, dann hat sie das auch schon überstanden. Der Erfolg ist sichtbar und der Tumor war bei der letzten Sonographie ‚… bis auf ein minikleines Zellhäufchen gar nicht mehr zu sehen …'. Das freut mich natürlich. OP und Bestrahlung hat sie zwar noch vor sich, aber den unangenehmsten Teil der Behandlung schon so gut wie abgeschlossen. Für die Ferien hat sie Urlaubspläne. Das finde ich prima, denn je normaler man lebt, umso weniger krank fühlt man sich.

Brief an Manuela
Holler, 24. Juli 2005

Liebe Manuela,

über deinen Brief habe ich mich sehr gefreut, wenn es mir auch leid tut, dass die Chemos dich so quälen. Dass du dich über deinen neuen Haarflaum so freust, kann ich gut verstehen. Es ist ein prima Gefühl, wenn die Haare wieder beginnen zu wachsen. Bei mir ging das auch schon während der zweiten Sorte Chemo los. Jetzt habe ich eine superkurze Frisur, die auch erst einmal so bleiben soll, weil alle finden, dass mir das gut steht. Außerdem ist es ungemein praktisch.

Dass dein Tumor sich so schön zurückgebildet hat, ist doch ein toller Erfolg. Da weiß man wenigstens, wofür man sich so quält. Ich hätte damals am liebsten die ganze Welt umarmt, als ich vom Ultraschall kam. Stattdessen habe ich gleich alle möglichen Freunde angerufen, um ihnen davon zu erzählen. Familie und Freunde sind unheimlich wichtig in so einer Situation. Mir haben sie sehr geholfen und ich freue mich für dich, dass es dir ähnlich geht.
Wenn du so von deiner Chemozeit berichtest, kommt mir deutlich zu Bewusstsein, dass ich an diese Zeit kaum noch zurückdenke. Die Beschwerden sind schon fast vergessen und wenn ich dann in meinem Tagebuch lese, bin ich oft ganz erstaunt, dass ich so schlechte Tage hatte. Zum Glück waren es nur wenige und für mich überwiegen trotz aller Beschwerlichkeiten die positiven Erinnerungen. Die Krankheit hat ihren Sinn gehabt, denn ich lebe jetzt ganz anders. Die Äußerlichkeiten sind natürlich geblieben, aber meine Einstellung zu manchen Dingen hat sich grundlegend verändert, die Wertigkeiten sind verschoben. Ich kann viel besser Wichtigkeiten von Nichtigkeiten unterscheiden und ich sage ehrlich „Nein", wenn ich um etwas gebeten werde, was ich lieber nicht tun will. In gewisser Weise bin ich egoistischer geworden. Meine Umwelt kann damit leben, denn das, was mir wichtig ist, mache ich jetzt besonders engagiert, dafür habe ich die Halbherzigkeiten ausgemerzt. Ich lebe besser als vor dem Krebs und bin fest davon überzeugt, dass jeder zu diesem Ergebnis kommen kann, der sich aktiv mit der Krankheit auseinandersetzt. Die Anstrengung, gegen so einen Tumor vorzugehen, lohnt sich auf jeden Fall. So unnütz der Tumor mir anfangs auch erschien, ich bin ihm nicht mehr böse, dass er sich mich als Opfer ausgesucht hat. Ich habe von ihm profitiert. Hoffentlich hältst du mich jetzt nicht für verrückt, aber vielleicht kannst du mich ja eines Tages verstehen, weil es dir genauso geht. Ich wünsche es dir.

Hast du eigentlich Pläne für eine Anschlussheilbehandlung. Ich kann dir nur empfehlen, eine zu machen. Mir hat sie unheimlich gut getan. Sich nach so einer harten Zeit mal derart verwöhnen zu lassen, ist der Himmel auf Erden. Nächstes Jahr werde ich wieder in Reha fahren. Das steht schon fest.

Urlaub haben wir nur wenig geplant. Gern möchten wir eine dreitägige Fahrradtour an der Fulda entlang machen. Übernachten werden wir dabei in unserem Zeltanhänger. Ob diese Tour stattfinden wird, ist hauptsächlich vom Wetter abhängig. Deshalb drücke doch bitte die Daumen für uns und bestelle Sonnenschein für die Woche vom 8. August an. Am 10. September steigt dann meine große Wieder-gesund-Party mit knapp vierzig Gästen und danach werde ich wieder ins Arbeitsleben zurückkehren.

Ganz liebe Grüße und bis bald

Kerstin

Mittwoch, 03. August 2005

Schon wieder liegt ein Brief im Briefkasten, wie schön! Er ist von Regine und enthält außer ihren lieben Grüßen auch noch eine Auswahl von Fotos unserer gemeinsamen Reha-Erlebnisse. Ich habe auch Abzüge meiner Fotos für sie machen lassen. Tagelang liegen sie schon hier herum, ohne dass ich es schaffe, sie in einen Umschlag zu stecken und abzuschicken. Das werde ich jetzt nachholen.

Liebe Regine,

es war schön, diesen dicken Brief von dir aus dem Kasten zu holen und durch die Fotos an unsere schöne gemeinsame Zeit in Bad S.-A. erinnert zu werden. Sicher steckst du schon wieder mitten im Arbeitsalltag, während ich hier zu Hause noch immer entschleunige. Erst Mitte September werde ich wieder anfangen zu arbeiten. Zurzeit sind Schulferien und Volker hat Urlaub. Der angedachte kurze Zelturlaub wurde von einem Steuerbescheid und dem wenig sommerlichen Wetter vereitelt. Allerdings versuchen wir, hier etwas mit den Kindern zu unternehmen. Lina und ich gehen öfter zu den Pferden und reiten auf der Weide, während die Männer (der große und der kleine) mit den Rädern unterwegs sind. Außerdem haben wir auch schon einen tollen Tag in einem Freizeitpark verbracht und im Schwimmbad herumgetobt. Ich hatte ja schon eine sehr erholsame Zeit in der Reha, aber Volker hätte eigentlich einen Urlaub dringend nötig gehabt. Durch seine zwei Nebenjobs ist er doch ziemlich belastet und meine drei Wochen Abwesenheit waren für ihn auch nicht einfach. Nun, ich versuche, ihn etwas zu verwöhnen. Gestern haben wir in trauter Zweisamkeit eine ganz herrliche Wanderung unternommen. Die hätte dir auch gefallen. Vom Reiten kenne ich einen idyllischen Weg an einen kleinen Bach entlang. Er wird wohl wenig benutzt und ist etwas zugewachsen, aber dafür umso schöner. Eichhörnchen konnten wir beobachten und zwei Rehe sprangen nicht weit von uns durchs Unterholz. Am Ende des Weges steht eine kleine Schutzhütte mit einer großen Linde davor. Dort, am Tisch unter der Linde, haben wir dann unser Picknick eingenommen, Kaffee oder Tee und ganz frisch gebackene Capuccinomuffins. Zu unserer großen Freude drangen auch ein paar Sonnenstrahlen zu uns durch. Auf dem Rückweg kreuzte dann noch ein Fuchs unseren Weg und wir konnten durchs Fernglas beobachten, wie er über eine Wiese lief und im Wald verschwand. Kaum waren wir wieder zu Hause, fing es an zu schütten, Glück gehabt.

Anbei sende ich dir auch ein paar Fotos mit Ansichten

vom Frau-Holle-Teich und der herrlichen Aussicht vom Kalbe-Aussichtspunkt. Ich wünsche dir eine gute Zeit, ganz liebe Grüße,

Kerstin

Samstag, 06. August 2005

Heute vor einem Jahr hatte ich die Gewissheit, an Brustkrebs erkrankt zu sein. Dass ich Krebs hatte, stand zwar schon ein paar Tage eher fest, aber eine endgültige Diagnose, hatte sich hinausgezögert, weil der Tumor an so seltsamer Stelle saß. Vor einem Jahr also stand ich vor diesem großen Therapieberg, den ich heute hinter mir habe. Bin ich ihn hinauf gestiegen und wieder hinunter? Bis zu welchem Zeitpunkt ging der beschwerliche Aufstieg und wann begann der Abstieg? Chemotherapie gehörte auf jeden Fall zum Aufstieg. Zu Beginn der Chemo ging es recht bequem bergan, erst noch durch Wälder und Wiesen und später dann, als es allmählich immer steiler wurde, durch deutlich kargere Landschaft. Es war ein langer und sehr kräftezehrender Anstieg, bis zu einer kleinen Ebene, der Zeit zwischen Chemo und OP. Hier hatte ich Gelegenheit, etwas zu verschnaufen. Ich konnte zurückblicken auf das, was ich schon geschafft hatte und das war eine ganze Menge. Acht Chemos so gut überstanden zu haben, machte mich ein wenig stolz, denn ich hatte mit viel gutem Willen und viel positiver Einstellung den teils heftigen Nebenwirkungen die Stirn geboten und den Tumor in die Knie gezwungen. Die Aussicht von der erreichten Höhe konnte ich genießen, obwohl der Gipfel noch vor mir lag. Allerdings sah er schon gar nicht mehr so hoch aus. Der Gipfel, ein steil aufragender, felsiger Zacken, war selbstverständlich der Krankenhausaufenthalt mit OP. Seine Überwindung war kurz, aber heftig und hat mir einiges abverlangt.

Die Erholungszeit danach war sehr angenehm, ein bequemer, leicht begehbarer Weg unterhalb des Gipfels, grünes Gras, blühende Blumen, Sonnenschein, ein leichter Wind. Ein paar Stolpersteine waren allerdings auch dabei, nämlich die Verunsicherung durch den ersten Strahlentherapeuten. Sie haben die Erleichterung über die erfolgreiche Überwindung des Gipfels etwas getrübt. Mit der Bestrahlung begann dann der eigentliche Abstieg. Er war keineswegs bequem, sondern erinnerte mich an den Weg über ein Geröllfeld. Ständig musste ich aufpassen, wohin ich meine Füße setzte, um nicht zu stolpern oder umzuknicken. Ich kam nur langsam voran und der Weg schien mir sehr lang. Am Ende des Geröllfeldes erwartete mich noch ein Graben, die Zeit zwischen Bestrahlung und Reha. Sie war stressig. Noch ziemlich geschwächt von der Strahlentherapie, musste ich zu Hause alles auf meine lange Abwesenheit vorbereiten. Es gab so viel zu tun und meine Kräfte reichten kaum dafür. Die Reha war wie eine Belohnung für all die Anstrengungen, die ich hinter mir hatte. Im Nachhinein würde ich sagen, ich bin in einen Sessellift gestiegen und das letzte Stück des Weges hinabgeschwebt. Die Talstation dieses Liftes aber liegt nicht genau auf der Ebene, auf welcher ich vor einem Jahr gestartet bin, sondern ein wenig höher. Auf dieser Ebene werde ich jetzt bleiben. Der Überblick von hier ist besser als von der Ausgangsebene und die Sicht etwas klarer. Blicke ich zurück, so ist der Gipfel nur noch undeutlich zu sehen und vom Anstieg gar nichts mehr. Vor mir liegt eine neue Landschaft mit bekannten aber auch unbekannten Elementen, teils von der Sonne beschienen, teils im Schatten. Einen Weg gibt es noch nicht, den werde ich mir selbst suchen. Es gibt jede Menge Möglichkeiten, die mich einladen, sie auszuprobieren. Vorsichtig setze ich einen Fuß vor den anderen und schaue mich immer wieder nach allen Seiten um. Das Tempo ist ein anderes geworden, viel langsamer als damals, vor dem Krebs. Bewusster achte ich auf jeden meiner Schritte und nehme mehr Dinge am Wegesrand wahr. Ich freue mich auf den neuen, unbekannten Weg. Auch er wird sicher nicht immer gerade verlaufen, sondern Kurven, Umwege, Auf- und Abstiege für mich bereithalten. Aber gerade erst habe ich gesehen, dass sich eine Anstrengung lohnt und deshalb habe ich keine Angst vor den nächsten Hürden, die sicher vor mir auftauchen werden.

Ich hatte Krebs!

Welche Bedeutung hat dieser Satz für mich? Betone ich „hatte", oder betone ich „Krebs"? Tatsache ist, dass es nicht einfach ein Schnupfen war, oder ein Beinbruch, sondern Krebs, eine Krankheit, die, zu spät erkannt, zum Tod führen kann. Das ist ein unschöner Gedanke. Andererseits kann ich jetzt sagen: „Ich hatte Krebs. Ich war krank, aber jetzt bin ich wieder gesund." Es gibt genug Krankheiten, von denen man nicht wieder genesen kann, Rheuma, Parkinson, Alzheimer oder MS zum Beispiel. Hat man sie einmal, gibt es keine völlige Genesung mehr, nur noch eine Behandlung der Symptome. Bin ich froh, dass ich „nur" Krebs hatte. Diese Krankheit ist kein Schreckgespenst mehr für mich. Natürlich möchte ich sie kein zweites Mal durchleben. Zwar würde ich mit Sicherheit ein Rezidiv mit dem gleichen Elan angehen, wie die Ersterkrankung, aber das wird nicht nötig sein, denn ich werde keines zulassen.

Als ich vor etwa anderthalb Jahren anfing, Sport zu treiben und abzunehmen, war ich mir bewusst, dass ich jahrelang nicht sehr sorgfältig mit mir umgegangen war. Des Öfteren hatte ich Artikel darüber gelesen, dass Übergewicht ein Faktor sein kann, bei der Entstehung von Brust- oder Darmkrebs, ganz zu schweigen von Diabetes oder Herzerkrankungen. Das Wissen darüber hatte ich in die hintersten Windungen meines Gehirns verbannt und immer schnell zurückgeschubst, wenn es versuchte, sich in den Vordergrund vorzuarbeiten. Dazu kam, dass ich meinen Körper, so rund wie er war, überhaupt nicht mochte. Ich fühlte mich nicht wohl in ihm und vermied es, mich genauer im Spiegel zu betrachten. Oftmals ließ ich mich vom Alltagsstress frustrieren und hatte nicht die Motivation, mich aus dieser Spirale zu befreien. Rechnet man meine familiäre Vorbelastung noch dazu, waren die Voraussetzungen für die Entstehung eines Tumors geradezu ideal. Dann entdeckte ich das Nordic Walking und plötzlich war das Abnehmen ganz einfach. Es machte sogar Spaß und ich war mir sicher, viele Kilos auf dem Trimm-dich-Pfad lassen zu können. Meine Motivation war riesig und ich ging fast jeden Tag zum Walken. Die ersten Hosen wurden zu weit und die ersten Freunde fragten: „Sag mal, hast du abgenommen?" Mit jedem verlorenen Kilo wurde ich beweglicher, schneller und weniger kurzatmig. Das Lebensgefühl war plötzlich ein ganz anderes. „Du bist auf dem richtigen Weg", sagte ich mir. Ganz leise, aber trotzdem unüberhörbar, flüsterte ständig eine Stimme in mir: „Hast du rechtzeitig die Kurve gekriegt, oder ist es schon zu spät?" Mir scheint, als habe ich damals mit diesem Tumor gerechnet. Jedenfalls sieht es rückblickend so aus, als hätte ich mich auf die Überwindung des hohen Berges vorbereitet, genau dafür so eifrig trainiert.

Rückblick heißt das Motto der letzten Tage. „In einem Jahr sind Sie wieder gesund", hat mir genau heute vor einem Jahr Professor Auermann in Düsseldorf prophezeit. Ich fühle mich wie an Silvester. Das Jahr ist vorüber und ich ziehe Bilanz. Was war gut, was schlecht? Welche Veränderungen hat es gebracht? Wer oder was hat mir geholfen, dieses schwierige Jahr so gut zu überstehen und so positiv abzuschließen? Nun, daran waren viele beteiligt. Ich selbst musste natürlich den Löwenanteil der Arbeit bewältigen, aber ich hatte Hilfe. Meine Familie und meine Freunde haben mir unendlich viel Unterstützung gewährt. Volker hat mir zu Hause Arbeit abgenommen, mich verwöhnt und mir immer wieder beteuert, dass ich für die Familie wichtig bin und gebraucht werde. Meine Kinder sind mein wichtigster Grund zu leben. Die Freunde haben angerufen, oder sind zu Besuch gekommen. Sie haben sich all meine Gedanken zu meiner Krankheit angehört und auch schon mal mein Gejammer. Immer wieder haben sie mir bestätigt, dass ich mit meinem Optimismus auf dem richtigen Weg bin. Von allen Seiten kamen Hilfsangebote. Das wichtigste aber war, dass alle ganz normal mit mir umgegangen sind und mich meine Krankheit nicht ständig haben spüren lassen. Danke euch allen!

Die behandelnden Ärzte waren alle wunderbar. Ich wurde von ihnen ernst genommen und als mündige Patientin, nicht nur als Krankheitsfall, behandelt. Speziell Dr. Beyer hat mir sehr viel Sicherheit und Überzeugung bezüglich der Richtigkeit der ausgewählten Behandlung vermittelt. Aber auch im Krankenhaus, bei meinem Hausarzt und meiner Gynäkologin fühlte ich mich jederzeit in den besten Händen, herzlichen Dank!

Das alles waren die Voraussetzungen dafür, dass ich die Energie hatte, mich aktiv um ein Gesundwerden zu bemühen. Trotz Chemotherapie war ich fast jeden Tag auf der Walkingpiste zu finden. Die Bewegung und die Stille dort haben für meine innere Ruhe und Ausgeglichenheit gesorgt, ebenso wie die kleinen aber feinen Naturerlebnisse, angefangen beim beruhigenden Plätschern des Baches, über die lustigen Kapriolen der Eichhörnchen bis hin zum Gezwitscher der Vögel. Das Walken hat mir gezeigt, dass mein Körper trotz Krankheit leistungsfähig sein kann und mich nicht im Stich lässt. Dadurch, dass ich schlanker wurde, fing ich wieder an meinen Körper zu mögen und habe mich mit ihm gegen die Krankheit verbündet. Mein Körper und ich wurden zu einer starken

Einheit. Gemeinsam waren wir unschlagbar und werden es auch in Zukunft sein!

Nicht vergessen möchte ich Lara und Othello. Erst vor wenigen Tagen las ich zufällig einen kleinen Artikel über Hippotherapie (Therapie mit Pferden) für Krebspatienten. Erst da wurde mir deutlich, dass auch diese beiden ihren Anteil zu meiner Genesung beigetragen haben. Von einem starken Rücken getragen zu werden, in einer Zeit, wo die eigenen Kräfte manchmal kaum fürs Tagesgeschäft reichen und dabei noch die Richtung und das Tempo bestimmen zu können, ist ein unglaublich gutes Gefühl. Dazu kommt, dass ein Pferd nur auf seinen Reiter hört, wenn dieser mit fester Überzeugung seine Befehle und Hilfen gibt. Auf Wischi-Waschi-Signale reagiert es nicht. Ob ich energisch genug bin, zeigt mir das Pferd sofort, indem es tut, was ich von ihm verlange, oder eben nicht. Es ist eigentlich nicht möglich, sich mit Zaghaftigkeit durchzuwurschteln. Genau das brauchte ich als Krebspatientin, nämlich die Bestätigung, so überzeugend zu sein, dass ich durchsetzen kann, was ich mir vorgenommen habe. Schaffe ich es, einem großen, kräftigen Pferd zu vermitteln, dass ich der Chef bin, werde ich doch vor einem kleinen Tumor nicht kapitulieren, oder? Dazu kommt die Zuneigung der beiden (Ich bilde mir ein, sie gilt auch mir und nicht nur den Karotten, die ich bringe), sowie Laras unerschütterliche Ruhe im Gelände und Othellos Verschmustheit. Ich empfinde es als glückliche Fügung, dass ich nach jahrelanger Reitpause, genau zu Beginn meiner Krankheit wieder die Möglichkeit bekam, Freundschaft mit zwei Pferden zu schließen und zu reiten. Danke!

Es waren also viele Menschen, Tiere und glückliche Umstände, die mir geholfen haben, mit meinem Tumor fertig zu werden. Allen gegenüber empfinde ich eine große Dankbarkeit. Heute beginnt für mich das Leben nach dem

Krebs. Ich werde es genießen. Vorhin habe ich mit Ulla den Termin für meinen Wiedereinstieg ins Arbeitsleben festgelegt. Somit kehre ich am 12. September zu einem weiteren Teil meines alten Lebens zurück. Gern würde ich aber auch neue Aufgaben übernehmen. Wie könnten sie aussehen? Schon mehrmals ist es passiert, dass Bekannte mich ansprachen: „Du, ich kenne da jemanden, der auch an Krebs erkrankt ist und dem es nicht sehr gut geht. Du bist doch so positiv, könntest du nicht...?" Natürlich können solche Menschen mich nach meinen Erfahrungen befragen. Ich habe auch schon Karten geschrieben, oder geeignet erscheinende, kurze Passagen aus meinem Tagebuch ausgedruckt und verschenkt. Darauf bekomme ich in der Regel sehr positive Reaktionen. Gern möchte ich anderen Betroffenen vermitteln, dass Krebs eine Chance sein kann, das Leben von einer anderen Seite zu sehen und dass es sich lohnt, weiterzuleben. Meine Art und Weise, mit der Krankheit umzugehen, war meine ganz persönliche. Ich möchte andere Krebspatienten dazu ermutigen, selbstbewusst ihren ganz eigenen Weg zur Genesung zu finden.

Mittwoch, 17. August 2005

Leider habe ich seit ein paar Tagen Ärger mit meinem rechten Arm, dem unversehrten, eigentlich gesunden. Schmerzen ziehen sich vom Ellbogengelenk bis zur Hand, wie bei einem Tennisarm. Bei Belastung und natürlich auch beim Nordic Walking werden sie stärker. Walken fällt also seit ein paar Tagen aus. Dafür bin ich mehrmals mit Volker Rad gefahren, wobei wir beide über meine Fitness gestaunt haben. Selbst die längsten Berge fahre ich hoch, langsam zwar, aber ich komme an, ohne Pudding in den Beinen oder Muskelkater am nächsten Tag. Auf geraden Strecken oder bei nur mäßigen Steigungen schaffe ich sogar schon ein ziemliches Tempo und es macht mir riesigen Spaß. Da ich leider kein gutes Fahrrad besitze, muss ich mir immer das von Annette ausleihen und das möchte ich natürlich nicht jeden Tag. Heute beschließe ich deshalb, statt zu walken oder mit dem Rad zu fahren, einfach zu laufen. Kleinere Abschnitte meiner Walkingstrecke bin ich ja schon immer gelaufen, aber nie länger als vier bis fünf Minuten. Bei meinen ersten Laufversuchen vor einigen Wochen wurden mir immer sehr schnell die Beine schwer und ich hatte nach wenigen Metern das Gefühl, die Füße würden am Boden kleben. Das wurde im Laufe der Wochen immer besser. Heute geht es wunderbar. Ich bastele mir eine Strecke zu Recht mit nur wenigen leichten Steigungen und laufe vierzig Minuten am Stück. Mein Puls ist etwas höher als beim walken, aber durchaus in einem akzeptablen Bereich. Einmal im richtigen Tempo eingependelt, laufe ich wie aufgezogen, ist das schön! Noch während ich laufe, entstehen in meinem Kopf Pläne für eine Ausweitung der Strecke und dafür, kleinere Steigungen mit einzubauen. Wege gibt es hier genug. Die Auswahl ist groß. Völlig glückselig komme ich zu Hause an, fühle mich gut erholt und voller Energie. Natürlich telefoniere ich sofort mit Volker, um mit meinen Leistungen zu prahlen. Das Walken hat mir in der letzten Zeit keinen rechten Spaß mehr gemacht und die Motivation ließ deutlich nach. Jetzt habe ich eine neue Herausforderung und werde mich ins Lauftraining stürzen, gut dosiert und ohne übertriebenen Ergeiz, Vernunft-Training also. Ich freue mich schon darauf! Es ist einfach toll, wenn der Tag mit solch einem Erfolgserlebnis beginnt. So kann er einfach nur gut werden.

Donnerstag, 25. August 2005

Der 10. September rückt immer näher und ich beginne mit der genaueren Planung meiner Wieder-gesund-Party. Viele Gäste haben schon gefragt, womit sie mir helfen können oder was sie Essbares mitbringen sollen und ich glaube, es wird ein sehr abwechslungsreiches Buffet werden. Ich selbst brauche mich nur noch um die Getränke zu kümmern. Viel Vorbereitung ist also nicht nötig und ich kann diesem Tag entspannt entgegensehen. Die Vorstellung, dass all die Menschen, die für mich in meinem schwierigen Jahr so wichtig waren, zusammen sein werden, ist schon toll. Ich kenne jeden einzelnen und mit jedem verbindet mich etwas, die Erinnerung an gemeinsame Erlebnisse oder gute Gespräche mit teils sehr persönlichem Inhalt. Manche kenne ich schon sehr lange, andere erst seit kurzer Zeit. Viele kennen sich auch untereinander, aber andere haben sich noch nie gesehen. Ich bin die Einzige, die alle kennt und ich freue mich sehr darauf, manche einander vorzustellen. Menschen aus meinen verschiedenen Lebensbereichen und -abschnitten werden aufeinander treffen, Freunde von Früher und von Heute, Nachbarn, Arbeitskollegen. Eigentlich ist das bei einer Geburtstagsfeier auch nicht anders, aber dieses Ereignis hat für mich eine ganz andere Bedeutung. Geburtstag habe ich jedes Jahr, aber die erfolgreiche Heilung von einer lebensbedrohenden Krankheit ist etwas ganz Besonderes, etwas Einmaliges und besonders wertvolles. Das muss man doch einfach feiern, oder?

Samstag, 10. August 2005

Nun ist es soweit. Heute werde ich das Krankheitsjahr offiziell beenden. Die ersten Gäste kommen schon am Nachmittag. Zehn Personen werden hier übernachten, teils bei unseren Nachbarn, teils im Zelt in unserem Garten, teils bei uns im Haus. Bei Kaffee und Kuchen sitzen wir im Sonnenschein auf unserer Terrasse. Hektik ist keine nötig. Volker und ich haben schon am Vormittag das Pfarrheim präpariert, Bierzelt-Garnituren und Stehtische aufgestellt und mit gelben Tischdecken, grünen Servietten, Efeuranken, Hagebutten und Tischlichtern dekoriert. In dem kleinen Nebenraum sind die Tische für das Buffet aufgestellt, im Kühlschrank lagern die Getränke. Alles ist gut vorbereitet, als um halb Acht die Gäste eintreffen. Jeder bringt etwas mit und das Buffet ist wirklich herrlich anzusehen. Verschiedene Salate, kalter Braten, Frikadellen, Käseplatten, Tsatsiki, Knoblauchbutter, Rohkostplatte mit Dipp, ein großer Brotkorb, Kuchen und Nachtisch, alles ist da. Es ist ein wahrer Augenschmaus. Mir macht es Spaß, die vielen Leute einander vorzustellen. Ich mag sie alle gern. Besonders bemerkenswert ist es, dass unsere langjährigen, besten und treuesten Freunde, nämlich Christina und Holger (Christina kenne ich jetzt schon fast 26 Jahre) und Katja und Kai (beide kenne ich seit fast 20 Jahren), sich noch nie begegnet sind. Sie kennen sich nur aus unseren Erzählungen, verstehen sich aber auf Anhieb wunderbar. Daran hatte ich auch keinen Zweifel. Mit dem Verlauf des Abends kann ich sehr zufrieden sein. Alle scheinen sich prima zu unterhalten und ich wechsle von einem Tisch zum anderen, um mit allen einmal sprechen zu können. Das reichlich ausgestattete Buffet wird gut geleert und zu später Stunde schlagen alle noch einmal bei Kaffee, Kuchen und Nachtisch zu.

Kaum sind alle satt, übernimmt Jutta die Regie. Das Licht wird ausgeschaltet und ich muss mich an einen kleinen Tisch in der Mitte des Raumes setzen. Auf dem Tisch liegt eine Platte, mit meinem Namen, wobei jeder Buchstabe aus mehreren Kringeln besteht. Was passiert denn jetzt? „Setz dich einfach hin und sei still", kommandiert Christina mich herum, „Und bloß nicht heulen!" Aus der Küche ertönt ein Akkordeon. Das kann nur Juttas Tochter sein, die da so schön spielt. Dann singen alle einen selbst erdachten Text auf die Melodie von „Ein schöner Tag". Jutta hat heimlich Liedertexte und Teelichter verteilt. Jeder Gast kommt hernach mit brennenden Lichtern zu mir und stellt sie auf die Platte. Nach

und nach entsteht daraus mein Name. Ich bin dann doch etwas rührselig, welch eine schöne Idee.
So langsam lichten sich die Reihen und die Gäste verabschieden sich. Schnell räumen wir noch etwas auf und stellen die Spülmaschine an, bevor wir müde aber rundum zufrieden um 1.30 Uhr die Tür des Pfarrheims abschließen. Es war wunderbar!

Sonntag, 11. August 2005

Noch vor dem Frühstück fahren wir ins Pfarrheim, um die restlichen Spuren der Feier zu beseitigen. Da bewahrheitet sich wieder der Spruch: „Mit der Hilfe vieler Hände hat die Arbeit schnell ein Ende." In weniger als einer Stunde sind wir fertig. Zu Hause haben andere fleißige Hände schon den Tisch gedeckt und Kaffee gekocht. Aus den Resten von gestern, ergänzt mit Müsli, Obst, frischen Brötchen, Marmelade und anderem entsteht ein großartiges Frühstücksbuffet. Insgesamt siebzehn Personen drängeln sich hier zusammen. Es wird eng, aber kuschelig, die Stimmung ist bestens und alle werden satt. Dieses Frühstück ist eigentlich nur eine Nebenveranstaltung der großen Feier, aber mindestens genau so gut. Als am Nachmittag die letzten Gäste fahren, sinken wir alle erschöpft auf die Couch. Es war ein wunderbares Wochenende, besser hätte es nicht sein können.

Und Morgen? Morgen beginnt für mich der Alltag. Morgen werde ich wie vor meiner Krankheit ganz normal zur Arbeit gehen. Ab Morgen stehe ich wieder auf der Behandler- und nicht mehr auf der Patientenseite. Morgen werde ich Patienten wieder sehen, die ich vor einem Jahr zuletzt behandelt habe, als die Uhren für mich noch ganz anders tickten. Ich freue mich darauf, wieder arbeiten gehen zu können.

Alles ist wieder gut!!!

Ein ganz besonderer Dank gilt an dieser Stelle noch einmal der Securvita BKK, die diese Veröffentlichung unterstützte.